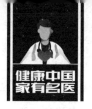

健康中国
家有名医

心血管内科疾病
诊断与治疗

总主编　王韬 教授

中国科普作家协会　医学科普创作专委会主任委员

主编 —— 徐迎佳

U0198406

上海科学技术文献出版社

Shanghai Scientific and Technological Literature Press

图书在版编目（CIP）数据

心血管内科疾病诊断与治疗 / 徐迎佳主编 . —上海：上海科学技术文献出版社，2023

（健康中国·家有名医丛书）

ISBN 978-7-5439-8577-3

Ⅰ.①心… Ⅱ.①徐… Ⅲ.①心脏血管疾病—诊疗—普及读物 Ⅳ.① R54-49

中国版本图书馆 CIP 数据核字（2022）第 097746 号

选题策划：张　树
责任编辑：苏密娅
封面设计：留白文化

心血管内科疾病诊断与治疗
XINXUEGUAN NEIKE JIBING ZHENDUAN YU ZHILIAO
主编　徐迎佳
出版发行：上海科学技术文献出版社
地　　址：上海市长乐路 746 号
邮政编码：200040
经　　销：全国新华书店
印　　刷：商务印书馆上海印刷有限公司
开　　本：650mm×900mm　1/16
印　　张：10.5
字　　数：108 000
版　　次：2023 年 1 月第 1 版　2023 年 1 月第 1 次印刷
书　　号：ISBN 978-7-5439-8577-3
定　　价：38.00 元
http://www.sstlp.com

"健康中国·家有名医"丛书总主编简介

王 韬

上海市同济医院急诊医学部主任兼创伤中心主任，上海领军人才，全国创新争先奖状、国家科技进步奖二等奖获得者，国家健康科普专家库首批成员，中国科协辟谣平台专家，国家电影局科幻电影科学顾问，中国科普期刊分级目录专家委员会成员，中国科普作家协会医学科普创作专委会主任委员，中华医学会《健康世界》杂志执行副总编。

心血管内科疾病诊断与治疗
作者简介

徐迎佳

医学博士，博士生导师。毕业于上海交通大学医学院，从事心血管内科临床、科研和教学工作 20 余年，积累了丰富的经验。住院医师规范化培训在新加坡国立大学医院完成，后至美国哥伦比亚大学研修心血管介入影像。在上海市胸科医院工作近 20 年后通过闵行区人才引进入上海市第五人民医院任心内科主任。先后获得"上海市浦江人才""闵行区领航人才"等荣誉称号；带领团队拿下"复旦大学优秀医疗团队""闵行区先进科创团队"等称号。本人和团队成员在科普领域颇有建树，获得全国科普大赛银奖，承担省部级科普课题等。

"健康中国·家有名医"丛书编委会

丛书总主编：

王　韬　　上海市同济医院急诊医学部兼创伤中心主任、
主任医师、教授

丛书副总主编：

方秉华　　上海市公共卫生临床中心党委书记、主任医师、教授
唐　芹　　中华医学会科普专家委员会副秘书长、研究员

丛书编委：

马　骏　　上海市同仁医院院长、主任医师
卢　炜　　浙江传媒学院电视艺术学院常务副院长、党委副书记
冯　辉　　上海中医药大学附属光华医院副院长、主任医师
许方蕾　　上海市同济医院护理部主任、主任护师
李本乾　　上海交通大学媒体与传播学院院长、教育部"长江学者"
特聘教授
李江英　　上海市红十字会副会长
李春波　　上海交通大学医学院附属精神卫生中心副院长
上海交通大学心理与行为科学研究院副院长、主任医师
吴晓东　　上海市医疗急救中心党委书记
汪　妍　　上海电力医院副院长、主任医师
汪　胜　　杭州师范大学护理学院党总支书记兼副院长、副教授
宋国明　　上海市第一人民医院党委副书记、纪委书记、副研究员
张春芳　　上海市浦东新区医疗急救中心副主任
张雯静　　上海市中医医院党委副书记、主任医师

苑　杰　华北理工大学冀唐学院院长、主任医师、教授

罗　力　复旦大学公共卫生学院党委书记、教授

周行涛　复旦大学附属眼耳鼻喉科医院院长、主任医师、教授

唐　琼　上海市计划生育协会专职副会长

陶敏芳　上海市第八人民医院院长、主任医师、教授

桑　红　长春市第六医院主任医师、教授

薄禄龙　海军军医大学第一附属医院麻醉科副主任、副主任医师、副教授

本书编委会

主　编　徐迎佳

副主编　王张生

编　委（按文章撰写顺序排序）

　　　　潘雅丽　龚俊文　申　锐　张雪涛　苏一帆

　　　　杨晨曦　邹　粟　卫　翔　郭雨菡

总　序

　　近日，中共中央办公厅、国务院办公厅印发了《关于新时代进一步加强科学技术普及工作的意见》，从加强科普能力建设、促进科普与科技创新协同发展等七个方面着重强调了科普是国家和社会普及科学技术知识、弘扬科学精神、传播科学思想、倡导科学方法的活动，是实现创新发展的重要基础性工作。这是对新时代科普工作提出新的明确要求，是推动新时代科普创新发展的重大契机。为响应号召，推进完成在科普发展导向上强化战略使命、发挥科技创新对科普工作的引领作用、发挥科普对于科技成果转化的促进作用的三大重要科普任务；促进我国科普事业蓬勃发展，营造热爱科学、崇尚创新的社会氛围，构建人类命运共同体，上海科学技术文献出版社特此策划推出"健康中国·家有名医丛书"。

　　健康是人最宝贵的财富，然而疾病是其绕不开的话题。随着社会发展，在人们物质水平提高的同时，这让更多人认识到健康的重要性，激发了全社会健康意识的觉醒。对健康的追求也有着更高的目标，不再局限于简单的治已病，而是更注重"未病先防、既病防变、愈后防复"。多方面的因素使得全民健康成为"热门"话题。

　　现代社会快节奏和高强度的生活方式，使我们常常处于亚健康状态。美食诱惑、运动不足、嗜好烟酒，往往导致肥胖，诱发高血压、高血脂、高血糖、高尿酸乃至冠心病、脑卒中，甚至损伤肺功能，造成肾功能衰退，而久病卧床又会造成肺炎、压疮、下肢血管栓塞等衍生疾病……凡此种种，严重影响人们的健康生活。

　　"经济要发展，健康要上去"，是每个老百姓的追求。"健康中

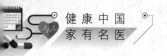

国"不是一个口号，也不是一串数字。人民健康是民族昌盛和国家富强的重要标志，健康是人们最具普遍意义的美好生活需要。该丛书遴选临床常见病、多发病，为广大读者提供一套随时可以查阅的医学科普读物。

这套丛书，为广大读者提供一份随时可以查阅的医学手册，帮助读者了解与疾病预防治疗相关的各类知识，探索疾病发生发展的脉络，为找寻最合适的治疗方法提供参考。为全社会健康保驾护航，让大众更加关注基础疾病的治疗，提高机体免疫力。在为患者答疑解惑的同时，也传递了重要的健康理念。

本丛书秉承上海科学技术文献出版社曾经出版的"挂号费"丛书理念，作为医学科普读物，为广大读者详细介绍了各类常见疾病发病情况，疾病的预防、治疗，生活中的饮食、调养，疾病之间的关系，治疗的误区，患者的日常注意事项等。其内容新颖、系统、实用，适合患者、患者家属及广大群众阅读，对医生临床实践也具有一定的参考价值。本丛书版式活泼大气、文字舒展，采用一问一答的形式，逻辑严密、条理清晰、方便阅读，便于读者理解；行文深入浅出，对晦涩难懂的术语采用通俗表达，降低阅读门槛，方便读者获取有效信息，是可以反复阅读、随时查询的家庭读物，宛若一位指掌可取的"家庭医生"。

本丛书诚邀上海各三甲医院专科医生担任主编撰稿，每册书十万余字，一病一书，精选最为常见和患者最为关心的内容，删繁就简，避免连篇累牍又突出重点。本套"健康中国·家有名医"丛书在2020年出版了第一辑21册，现在第二辑27册也顺利与广大读者见面了。

这是一份送给社会和大众的健康礼物，看到丛书出版，我甚是欣慰。衷心盼望丛书可以让大众更了解疾病、更重视健康、更懂得未病先防，为健康中国事业添砖加瓦。

2022 年 10 月

前　言

　　近年来,世界范围内心脑血管疾病的发病率和死亡率逐年上升,对人类健康造成了极大的危害。因此,我们有必要了解心脏、各种心脏病以及心脏病的防治方法。怎样做才能避免被心血管疾病盯上? 得了心血管疾病,怎么做才能减轻痛苦,延长寿命?

　　这本医学科普书通俗易懂,告诉人们如何关心心脏,呵护心脏健康,如何预防和治疗心血管疾病。向读者介绍了维护心脏健康和普及心血管疾病防治知识的意义。旨在培养全民保养心脏的意识,构筑心血管疾病的全面防线,从而降低心血管疾病的发病率,减轻家庭和社会的经济负担。

　　书中提到的观点和理论有指南或经验支持;同时与时俱进,给读者介绍了"冷冻消融""生物可吸收支架"等概念;该书还强调,医患双方应重视自然环境和社会环境对慢性病的影响,对临床实践和疾病预防具有指导意义。

　　该书内容全面,通俗实用,用贴心易懂的语言讲述了人与心和谐共处的智慧。这是一本人人看完都能受益的心血管疾病防治指南。

目　录

房　　颤

房颤的定义是什么

房颤(atrial fibrillation，AF)即心房颤动，又称心房纤颤，简称"房颤"，是最常见的心律失常之一，仅次于期前收缩(以下称"早搏")。随着年龄的增长，房颤的发病率也在增加，65岁以上的老年人发病率在5%以上。正常人的心律为窦性心律，安静时心跳频率在60～80次/分钟，且十分规律。与之相比，房颤的特点是心房从规则而有序的收缩活动，转变为快速且不协调的微弱颤动。房颤的频率可高达300～600次/分钟，心房失去有效的收缩和舒张，损害心房向心室泵血的功能。与此同时，心室收缩节奏也极不规则，且其收缩频率往往会加快，可达100～160次/分钟。

房颤有什么症状

每个房颤患者的早期症状各不相同。一般来说，房颤患者最常见的症状有3种，即心悸、胸闷、乏力。部分患者还可能出现眼前发黑、晕厥、多尿等。具有心脏疾病的患者在心率较快时可诱发心绞痛或心力衰竭。很多人房颤发作没有症状，或者症状

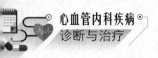

不明显。也有些患者从来没有症状，只是在体检或出现脑卒中等严重并发症后才发现房颤，称为"无症状房颤"。从某种意义上说，无症状房颤可能比有症状的房颤更危险，因为如果没有症状，就不能及时发现、及时治疗，导致患卒中或心力衰竭的风险更高。

为什么会得房颤

房颤的病因很多，主要是由各种原因引起的心房纤维化导致的，包括心脏疾病，如风湿性心脏病（占房颤病因的三分之一）、冠心病、高血压性心脏病、病态窦房结综合征、心肌病、甲亢、预激综合征、某些自身免疫性疾病、糖尿病等原因。此外，长期饮酒、过度劳累和吸烟也是常见的诱因。一般来说，发病越年轻，与遗传因素的关系越大。大多数房颤患者找不到直接的病因，且没有心脏疾病基础，此类称为"特发性房颤"。

房颤有哪些危害

房颤的危害不小。当发生房颤时，患者的心房不是规律地射血，此时的血流因不规律，射血会变为涡流式（图1）。在涡流的情况下，红细胞很容易沉积在心房壁上，形成血栓。一旦血栓脱落并进入下游血管，就有可能堵塞其他器官而造成梗死，如脑栓塞、肠系膜动脉栓塞等。此外,急性房颤在心率特别快的情况下容易诱发心力衰竭,另外,房颤还可在长期心率升高的患者中引起心动过速性心肌病。不过心动过速得到控制后,原有增大的心脏和恶化的心脏功能可以部分或完全恢复正常。因此,如何早期识别并发现房颤就十分重要了。

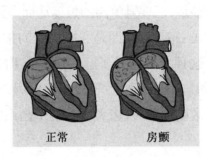

正常　　　房颤

图 1　房颤时血流改变

房颤的辅助检查可发现哪些异常

　　房颤发生时很多辅助检查都会出现异常,包括心电图、超声心动图、经食管超声心动图、实验室检查、可穿戴长程心电监测等。

　　1. 心电图:心电图是诊断房颤最直接、安全、经济的方法。一般我们所说的心电图检查是指静息 12 导联心电图检查。患者只需在心电图室躺 1 分钟左右即可完成检查,并可反复记录。但需要注意的是,房颤只能通过记录患者发生房颤时的心电图来诊断。心电图检查前,患者应避免剧烈运动,充分放松以避免心率过快。检查时注意不要说话、咳嗽或移动身体,以免产生图像

干扰,影响心电图诊断。如果患者心悸发作时间过短,难以捕捉发作时心电图,可做 24 小时动态心电图(Holter 监测)或长程心电监测来诊断房颤。动态心电图通过连续 24 小时记录患者的所有心电信号,并通过计算机分析,发现事件,获得诊断。患者在做这项检查时,需随身携带一个小"盒子",患者应尽量按照正常的日常活动进行锻炼,但要避免因剧烈运动而导致电极片脱落。

2. 超声心动图:超声心动图是心脏病学的常规检查,不会对患者造成伤害。这种检查可以了解心脏的结构和功能,找出房颤的可能原因(如风湿性心脏病等),并评价房颤对心脏结构带来的影响。在做这项检查时,患者应该遵从超声医生指示,采取适当的检查姿势。

3. 经食管超声心动图:经食管超声心动图是房颤患者可能需要的特殊检查,是心脏超声的一种特殊形式。许多房颤患者存在心房血栓,但普通心脏超声很难从体表发现血栓,因此有必要进行经食管心脏超声检查,以确定是否有血栓。患者需要在检查前 6 小时停止饮水进食。在检查过程中,检查人员会通过口腔将超声波探头插入食道,观察心脏是否有血栓形成。这个检查类似胃镜,可能引起轻微恶心等不适。

4. 实验室检查:房颤确诊后,需要进行一些基础的实验室检查,如血常规、肝肾功能、凝血功能等。这些试验将指导医生为房颤患者进行抗凝和抗心律失常药物的选择以及为剂量调整提供依据,从而为患者制订最合理、最安全的治疗方案。此外,针对房颤还要筛查病因,比如甲状腺功能等。甲亢是房颤的原因之一,通过取血检查甲状腺功能可以确诊或排除甲亢引起的房颤。

5. 可穿戴长程心电监测：24 小时或 48 小时动态心电图（Holter 监测）诊断率较高，但一次动态心电监测无法保证能捕捉到心脏异常，所以需要对患者进行更长时间的连续监测才能获得有效数据。可穿戴长程心电监测的出现可以解决这一问题，它将生命信息监测技术与人们日常穿戴的衣物相融合，可以收集到自然状态下的心电数据，并利用网络在最短的时间内反馈给医院服务器。

房颤的分类、分型如何

根据房颤的发作时间、发作频率以及发作是否持续，可将房颤分为阵发性房颤、持续性房颤和永久性房颤。

阵发性房颤，指房颤发作是阵发性的，在发生房颤后 7 天之内可以自行转复为正常的窦性心律，一般来讲持续时间低于 48 小时。患者早期出现阵发性房颤时，发作次数可能不是很多，有的一个月甚至几个月发作一次。但如果不及时治疗，发作次数会越来越多，发作频繁时可能一两天就发作一次，而且每次发作持续时间会更长。

持续性房颤，就是指房颤发作是持续性的。它的确切的定义是指房颤连续发作超过 7 天以上，需要使用药物或者电击复律才能转复为正常的窦性心律。

永久性房颤也是房颤持续发作，它与持续性房颤的不同之处在于，持续性房颤是可以通过药物或电复律转为正常心律，而

永久性房颤即使应用药物和电击都不能转复,或者转复后 24 小时内又复发。因此,永久性房颤是很多房颤患者最后的阶段,也是最难处理的阶段。

房颤与哪些疾病类似

房颤的鉴别如表1。

表 1　房颤的鉴别

疾病类型	常见病因	典型症状
心房扑动	风湿性心脏病、冠心病、甲亢等	心慌、呼吸困难、乏力、头晕、晕厥等
室　颤	洋地黄中毒、心肌炎、高钾血症、外科手术等	意识丧失、抽搐、面色苍白或青紫,脉搏消失、心跳停止等
早　搏	功能性、药物和全身性疾病等	心慌、胸闷、乏力、头晕等

房颤的药物治疗有哪些

药物复律比较适用于那些房颤持续时间在半年内、心房不大、无结构性心脏异常、房颤的诱发因素已经去除的阵发性或持续性房颤患者。复律前后参照房颤电复律的要求进行抗凝治疗,一般需要口服华法林达标后 3 周(经食道超声检查排除心房内存在血栓时应用肝素的情况下可以直接药物复律)才能进行复律,复律成功后需要继续口服华法林至少4周。常用的复律药物包括:①普罗帕酮(心律平),为Ic类抗心律失常药,致心律失常的不良反应少于同类药物,目前仍被广泛使用。需要注意的是普罗帕酮具有减弱心肌收缩力的作用,因此不适宜用于合并有冠心病等其他心脏疾病和心功能不全的患者。②胺碘酮(可达龙),为Ⅲ类抗心律失常药物,该药发挥作用很慢,对心脏收缩力的抑制作用比较小,合并心功能不全时可以使用,其使用剂量和方法要因人而异。

尽管对于房颤患者最理想的治疗为恢复窦性心律,但对于左房内径过大(一般大于55mm)、合并没有纠正的二尖瓣狭窄及其他心脏疾病的患者来说,复律的成功率不高,或者即使转复为窦性心律也很难维持,这种情况下可应用药物减慢心室率以改善症状。

房颤心室率控制的常用药物主要有以下几种。

1. β受体阻滞剂 为临床中控制房颤心室率最常用的药物,该类药物可以有效地降低房颤患者的心率。但因其对心脏抑制的作用比较大,易导致支气管痉挛、运动能力下降等不足,因此老年患者、慢性肺部疾患的患者、既往有Ⅱ度以上心脏房室传导阻滞的患者应慎用。

2. 钙通道阻滞剂 常用药为地尔硫卓或维拉帕米,此类药物为迅速控制心室率的一线药物。地尔硫卓因心脏抑制作用小而应用较多,但应该根据病情的急缓采用静脉或口服的给药方式。维拉帕米因为生物利用率低等原因,临床应用较少。

3. 洋地黄类药物 常用的静脉制剂为毛花苷C针(西地

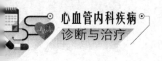

兰),口服制剂为地高辛。该类药对控制活动时心室率不及前两类,常应用于伴有心功能欠佳的房颤患者。

需要注意的是,控制房颤患者的心室率是在房颤未能彻底治愈时的一种姑息性治疗方法,房颤持续存在时患者血栓的风险并没有解除,所以控制心室率往往需要和抗凝预防血栓同时进行。临床上,医生会根据患者栓塞发生的风险进行评分,危险因素越多,风险越大,高危患者服用华法林,低危患者可以口服阿司匹林或暂不服药。另外,同时还需评价患者出血的风险,若患者出血风险过大也不能服用华法林。

房颤的介入治疗是怎样的

1. 导管射频消融术 近 20 多年来,使用射频消融治疗房颤的技术得到普及。这种微创介入治疗总体上来说是安全的。它是通过血管穿刺将导管送至心脏内,对引起房颤的病变处使之产生损伤,达到治疗的目的。

以下情况适合行房颤射频消融术:①无基础心脏病的房颤,即所谓的孤立性房颤或特发性房颤患者;②控制良好的高血压患者合并的房颤;③甲状腺功能异常得到控制后的房颤(控制 6个月以后比较好)。上述情况的患者基础心脏病比较轻,相对而言房颤可能带来较大的危害,并且实施射频消融的风险低、效果好,所以建议这几类患者首选射频消融术。

2. 冷冻消融术 是研究人员在导管射频消融后发明的一种

新的心律失常治疗技术。其原理是降低局部异常心肌组织的温度,使异常心肌细胞坏死,将房颤转为窦性心律。冷冻消融治疗房颤应用广泛。如果患有房颤,并且条件允许,患者也可以选择冷冻消融治疗。当然冷冻消融也有一定的复发率和失败率,有些人可能需要做2～3次。不管是射频消融还是冷冻消融,术后患者需要口服抗凝药一段时间,以防止血栓形成。

　　3. **左心耳封堵术**　左心耳实际上是左心房中的盲端。房颤发生时,这种盲端内容易形成血栓,就像溪流中漂浮的垃圾,大部分会随着水流沉积在闸道口或转弯处。如果把溪流拉平拉直,垃圾就会随着水流流走。同样,封堵左心耳的作用是在左心耳内放置一个装置,使血流变得通畅,不易形成血栓(图2)。此手术作为微创介入治疗术,适合患有房颤并需要抗凝的患者,并且他们又不太适合吃抗凝药,或者吃药出血风险较大(图3)。

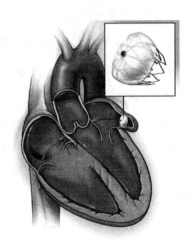

图2　左心耳封堵术

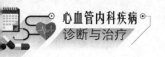

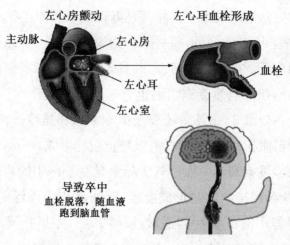

图3 左心耳血栓形成导致卒中过程

如何预防房颤

　　首先,养成良好的生活习惯,适当运动,保持稳定的情绪和戒烟限酒,是预防房颤最基本的措施。其次,限制或避免服用茶、咖啡、可乐等含咖啡因的食物药物,它们容易诱发心律不齐。此外,还要控制好相关危险因素,如高血压患者应控制好血压,糖尿病患者应使血糖达标,冠心病患者应控制血脂水平以防止心肌梗死的发生,心力衰竭的患者应积极稳定病情,有严重心脏瓣膜病的患者应尽早考虑手术治疗。

得了房颤是否需要佩戴医疗警示手环或者随身携带医疗信息提示卡

患者的病史记录对提高医生的诊疗效率是非常有帮助的，确保记录好你正在服用的药物及其剂量。佩戴医疗警示手环或者随身携带医疗信息提示卡，这样就能在发生紧急情况时，为医务人员提供更多的信息，为你提供更好的治疗。

怎么预测何时会发生房颤

有些人可以感觉到他们在发作房颤，有些人就没有感觉。无论是哪种情况，你可以做到的是控制"诱发因素"。常见的诱发因素包括咖啡、过量饮酒、压力或焦虑、睡眠呼吸暂停综合征。对于某些人来说，甚至是运动时超过某一阈值的心率。需要注意的是，对于大多数房颤患者而言，运动是有益的。

得了房颤还能运动吗

能！只要医生没有明确禁止运动，患者都能够进行可耐受的任何强度的体育锻炼或日常活动。

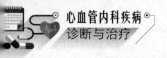
运动量多大及运动频率多少合适呢

　　运动量是否合适,一般是根据患者主观感觉和心率恢复正常所需的时间来判断。锻炼完休息约 4 分钟后,轻微的呼吸急促可明显减轻,心率恢复到正常或接近正常,为运动量适中;否则应考虑运动量过大。心血管病患者或高危者锻炼时应以不引起特殊不适为标准。《中国心血管病预防指南》推荐:每周 4～5 次 20～30 分钟的低运动量有氧运动,或每周 3 次以上 40～60 分钟的中运动量有氧运动。

得了房颤还能开车吗

　　房颤患者一般都能开车。不过最好事先跟医生确认,因为有些患者发作时可出现头晕甚至晕厥。如果开车出现头晕或眩晕,应尽快到路边停车休息。记得咨询医生,出现什么样的症状时,需要及时就医并接受进一步的检查和治疗。

房颤没有发作时能进行消融手术吗

　　可以。其实绝大部分阵发性房颤的病灶位置是固定的,手术中会运用一种特有的激发技术,诱导出病灶位置,所以不管你是否正在发作房颤,都可以进行手术。

消融术后房颤复发了怎么办

早期复发的定义是术后 3 个月内发生持续时间大于 30 秒的房颤(也包括心房扑动、房性心动过速)。由于早期复发与心房组织水肿、炎症反应等有关,随着水肿消退、消融的瘢痕逐渐形成,房颤发作会逐渐减少,半数最终会消失。如果发作次数较多,可应用抗心律失常药物,对于持续时间过长的患者可采用电复律的方法恢复窦律,但在该段时间一般无须再次接受消融。

晚期复发的定义是术后 3～12 个月发生持续时间大于 30 秒的房颤。一般经过一次导管消融术,即使有房颤复发,其发作频率也会较前降低、症状会明显减轻。如果仍发作频繁、症状明显,并且抗心律失常药物和控制心率的药物无法控制,可考虑再次行导管消融术。

极晚期复发定义为术后 1 年以上发生的房颤。随着导管消融手术的发展,术后较长时间发生的复发逐渐得到重视。据统计,消融术后 1 年仍有 7.6% 的复发率。这一时期的复发多与心房内新产生的病灶有关。目前认为该类患者使用抗心律失常药物或接受再次消融的效果比复发时间早者效果更好。

房颤可以治愈吗，或者说房颤是一种长期持续的状态吗

我们通常不会说房颤是可治愈的，但是可以通过治疗包括睡眠呼吸暂停在内的一些疾病来减少房颤对人的影响。一旦发生房颤，不论持续多长时间，都需要接受系统性的监测和治疗。

房颤发作会致死吗

一般来说不会。房颤本身通常并不导致死亡。但是由房颤引起的卒中等并发症可以导致死亡。房颤患者的脑卒中风险升高，发生其他心脏相关并发症(如心力衰竭)的风险也增加。患者应该积极配合医生的治疗，尽可能地避免由房颤引起的并发症。

早 搏

早搏,即过早搏动(premature beat),亦称期前收缩、期外收缩,简称"早搏"。早搏是一种常见的心律失常,即心脏突然提前跳动。早搏是心房、心房心室交界处或心室异位起搏点兴奋而引起的心跳(图4)。如果我们把心脏比作一支乐队,鼓手是我们常说的窦房结,负责跳动的节奏,这时有"害群之马"偶尔将节奏带跑调,这就是早搏。这些害群之马按起源可位于心房、房室交界或心室,其中以心室最常见,其次为心房。早搏是一种常见的异位节律,可在正常节律或异常节律(如房颤)的基础上发生,既可以偶尔发生,也可以频繁发生。

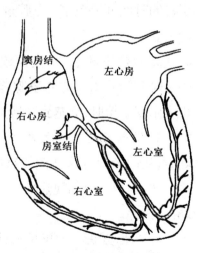

图4 心脏传导组织

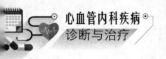

早搏的症状有哪些

多数患者在早搏时可能出现心悸或心跳停顿感,部分患者可出现咽部收缩感,持续时间较短,1～2秒后即可缓解,缓解后完全正常。频繁的早搏会导致疲劳、头晕等症状。长年早搏可能没有心悸等不适感。有心脏病基础的患者因频繁早搏可加重心绞痛或心力衰竭。具体症状如下。

1. 心悸、心跳有力感　心悸和心跳有力感是由早搏到心跳正常的时间间隔延长、心脏过度收缩引起的,是早搏最常见的症状。

2. 心跳停顿感　心跳停顿感是早搏和下一次正常心跳之间的长时间间隔引起的心脏骤停的感觉,是一种常见的症状。当患者出现早搏时,会感到脉搏不规则或微弱。

3. 供血不足导致乏力　早搏会干扰心律,影响心脏的泵血功能,从而影响身体其他器官的供血。早搏严重时会出现乏力的症状,患者还会出现焦虑、头晕、胸闷等症状,甚至出现心力衰竭、心绞痛。

4. 其他症状　如果早搏伴有其他心律失常或其他疾病,症状往往比较明显,伴有较高程度的房室传导阻滞可能导致晕厥、意识丧失、冠心病、胸痛、心肌缺血。

早搏有哪些相关的病史

由于患者的敏感性不同,有的人没有明显不适,或只有心悸、心前区不适或心脏停跳感。询问高血压、冠心病、心肌病、风湿性心脏病病史,有助于了解早搏原因,以指导治疗。注意近期的寒热腹泻史,有助于判断是否发生急性病毒性心肌炎。心内科常见药物如洋地黄(地高辛)、抗心律失常药物(普罗帕酮、美西律)和利尿剂(呋塞米、螺内酯)等药物的使用偶尔会诱发早搏。

心脏猛跳好几下,我得心脏病了吗

"吓了一跳,心脏因恐惧而怦怦直跳",这就是字典中"悸"的意思。心悸是指明显感觉到心脏在有力且无规律地跳动。一般情况下,我们感觉不到自己的心跳,或者偶尔能感觉到自己的心跳。有时发生在侧卧且安静的睡眠中,但并不觉得难受。但是在一些生理情况下,比如站在起跑线上准备起跑、上台演讲等。你会感到明显的心跳感和心悸。中度心悸是在精神因素等压力下仍保证各脏器的血液供应,是正常的生理反应,不是疾病。

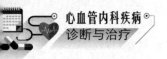

预激综合征是种什么病

正常心肌电流起源于窦房结(右心房),先到达房室结,再兴奋心室。房室结就像地铁门口一样,即使客流量大,速度快,也能有序的维持秩序,尽可能地保持正常的心室率。预激综合征是指心房兴奋信号绕过房室结,通过额外的"导线"到达心室,使全部或部分心室肌提前兴奋而收缩。

医生针对早搏会问哪些问题呢

1. 是否出现胸闷气短、呼吸困难、明显的心跳加速等情况?

2. 症状持续多久,是否存在黑矇、晕厥、一过性意识丧失?

3. 既往有无其他的心脏病病史?

4. 家族中是否有人有心脏病史?

5. 目前在服用何药物,是否接受过抗肿瘤、抗癫痫、抗抑郁等药物治疗?

6. 最近睡眠怎样,是否存在顽固性失眠?

早搏有哪些常见的检查

1. **体格检查**　除了基础心脏病原有的阳性体征外,听诊时在有规律的心律基础上可发现提前的心跳,接着有一个较长的间隔(代偿间隔)。

2. **辅助检查** 心电图对早搏有诊断意义。房性早搏前有异常的 P 波,随后是不完全代偿期,与正常的 QRS 波大多一致。边界早搏前的 QRS 波与正常 QRS 波一致,前无 P 波,代偿期完整。24 小时动态心电图可以详细记录早搏发生的次数、发生的规律、治疗效果等。如果还伴有其他症状不能排除心肌炎的可以做血液心肌酶学检查。心脏超声可以发现心肌病和部分冠心病。长期服用利尿剂、怀疑洋地黄中毒者,必要时应检测血电解质和血地高辛浓度。

早搏的诱因有哪些

正常人没有明显诱因的情况下也可以出现早搏,但患有心脏神经官能症和心脏疾病患者更容易出现。情绪激动、神经过敏、疲劳、消化不良、吸烟过多、饮酒或浓茶等同样可诱发早搏。理化因素、某些药物和诊疗操作也可诱发早搏。感染、贫血、电解质紊乱、酸碱失衡等会导致患有基础心脏病的患者出现早搏。洋地黄、奎尼丁、低钾血症、高钾血症、离子紊乱、酸碱失衡等相关药物的使用对心肌的刺激,以及心脏手术或心导管术等对心肌的机械、电、化学刺激也可引起早搏。早搏常见于患有冠心病、心肌病、心肌炎、甲亢性心脏病和心力衰竭的患者。情绪激动、紧张、疲劳、消化不良、过度吸烟、饮酒或浓茶等,都可能导致

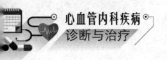

早搏发作。最后,早搏也可能没有明显的诱因。

哪些人容易发生早搏

正常人可以出现早搏,这属于生理性早搏。还有一种病理性早搏,这可以出现在患有心脏神经官能症和心脏疾病的患者中。

高危人群:急性心肌梗死、病毒性心肌炎等心脏疾病患者。患有冠心病、心肌病、甲亢性心脏病等疾病的患者易出现早搏。

总之,心脏病患者、交感神经兴奋过度患者、长期口服抗肿瘤药、抗癫痫药、抗抑郁药的人群易出现早搏。

早搏的分类有哪些

按早搏发生部位分类:可分为房性早搏、交界性早搏和室性早搏。

按异位起搏点的数量分类:起源于相同部位的早搏在同一心电图导联上形态相同,称为单形性或单源性早搏。同一导联上观察到形态不同,提示早搏为多源性早搏或多形性早搏。

按发作规律分类:可分为单个早搏、二联律、三联律。

1. **体格检查** 体格检查首先是听诊,听诊心脏可以明显地听到心律不齐,会能听到提前收缩的心音,之后可能会有心音增强。

2. **标准心电图** 心电图检查是诊断早搏的首选检查,可以明确是哪一种类型的早搏,对于早搏的诊断具有重要的意义。心电图发现早搏时即可明确诊断早搏(图5)。

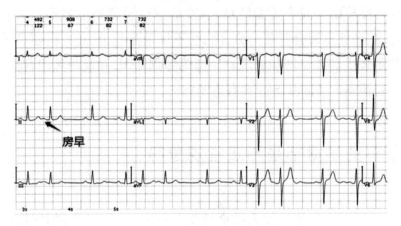

图5 早搏心电图

3. **24 小时动态心电图(Holter)** 用于评估早搏数量、形态,评估早搏风险。明确早搏发作的性质、24 小时早搏总数、频繁发作的时间,对早搏需要进行详细的分析,以便采取治疗方案。

4. **心脏磁共振、超声心动图** 早搏患者做心脏磁共振、超声

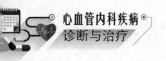

心动图可以评估是否存在心肌病等疾病,帮助寻找早搏原因。

早搏如何诊断及鉴别诊断

　　心脏的正常搏动起源于右心房后上部的窦房结,这种心律医学上称为窦性心律,即正常的心律。根据心脏异位起搏的部位不同,早搏可分为房性早搏、交界性早搏和室性早搏,其中室性早搏最常见,其次是交界性早搏、房性早搏。

　　早搏在临床中很常见,且可分为生理性早搏和病理性早搏。生理性早搏一般不需要特殊治疗,病理性早搏则需要治疗。有时,病理性早搏会危及生命,因此,不仅是医生,普通人也要了解和掌握生理性早搏和病理性早搏的鉴别知识,并及时做出判断,这对疾病的预防和治疗具有重要意义。

所有的早搏都是不正常现象吗

　　不是的,早搏可分为功能性早搏(即生理性早搏)和病理性早搏。功能性早搏属于正常现象。

　　功能性早搏在年轻人和中年人中并不少见。大部分找不到病理诱因,往往是精神紧张,过度劳累,吸烟,酗酒,喝浓茶、咖啡等引起的。他们通常在安静的时候或睡觉前出现。运动后早搏消失,功能性早搏一般不影响健康。一段时间后,这些早搏大多会自行消失,不需要治疗。但是要注意劳逸结合,避免过度紧张。

　　病理性早搏多发生在患有心肌炎、冠心病、风湿性心脏病、甲亢性心脏病、二尖瓣脱垂、洋地黄中毒时,如果已确诊心脏病,除早搏外,常有其他异常心电图改变。对于病理性早搏,要高度重视,在医生的指导下,尽早在医院进行系统的检查及制订科学的治疗方案。

早搏怎样治疗

　　早搏一般从三方面来处理,一是去除诱因,二是治疗原发病,三是使用抗心律失常药物。首先建议患者避免紧张、失眠、焦虑,解除早搏诱因,如失眠、喝茶、咖啡、补品补药、酒精刺激、压力、感染、失血等。第二方面,基础心脏病的治疗是早搏治疗中最重要的部分,冠心病患者应进行调脂、扩冠、抗血栓治疗;高血压心脏病患者应控制血压;先天性心脏病、二尖瓣脱垂和风湿性心脏病患者应手术治疗;心力衰竭患者应积极控制心力衰竭,改善心功能。第三方面,患者不宜自行使用抗心律失常药,使用不当反而会加重心律失常。

发生早搏该如何处理

　　如出现胸闷、气短、呼吸困难,或感觉心脏漏跳感、心悸等频

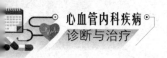
繁发作且明显影响生活的情况,应及时到医院治疗。诊断为早搏时,应及时到心内科,由医生治疗,根据心脏的症状和查体,可以初步诊断早搏,心电图表现是诊断的基础。

早搏了,除颤、支架、射频消融哪个好

我们在电视剧中经常会看到电击除颤的画面。需要除颤,说明情况已经很危险了。早搏通常不属于这种情况。什么情况下需要除颤? 如恶性心律失常——"心室颤动",此时心脏不能完成泵血功能,许多心脏性猝死都是由它导致的。那什么情况下需要装支架呢? 简单说,支架就是撑开血管,只有在血管病变的情况下才需要做。射频消融与早搏这个问题倒是密切相关的,但如果早搏次数少,没有明显症状,就没必要处理。比如你仅仅偶尔"咯噔"一下,当然不需要手术,也不需要吃药。

早搏需要治疗多长时间

没有心脏病基础的早搏,大多不需特殊治疗;有心脏病基础的早搏需要遵医嘱治疗。

早搏的常见治疗方法有哪些

1. **药物治疗** 治疗早搏的药物有很多,如普罗帕酮、美西律、比索洛尔、美托洛尔、普萘洛尔、维拉帕米、胺碘酮等,可以帮助改善患者的早搏。但应根据患者早搏的不同类型和严重程度选择相应的抗心律失常药物,因为抗心律失常药物也会引起心律失常。

治疗室性早搏的主要目的是预防室性心动过速、心室颤动和心源性猝死。合并心脏疾病的室性早搏,应治疗原发病,需要紧急治疗的室性早搏可静脉注射利多卡因。洋地黄中毒引起的室性早搏,除了停止洋地黄用药,静脉注射苯妥英钠或静脉滴注氯化钾往往是有效的。低血钾引起的早搏应积极纠正低钾血症。奎尼丁晕厥或锑剂治疗中出现的室性早搏,应立即停用奎尼丁或锑剂。口服药物可选用:美西律(慢心律),β受体阻滞剂,洋地黄类。适用于心力衰竭而非洋地黄中毒引起的室性早搏的药物有普鲁卡因胺、胺碘酮、丙吡胺、普罗帕酮等。

房性早搏应积极治疗病因。解除诱因并选用下列药物进行治疗:β肾上腺素能受体阻滞剂,如普萘洛尔(心得安)、维拉帕米(异博定)。洋地黄类适用于伴心力衰竭而非洋地黄所致的房性早搏,常用地高辛 0.25 mg, 1 次/日。房室交界处早搏治疗与房性早搏相同,如果无效,可以尝试治疗室性早搏的药物。

2. **介入治疗** 导管消融是一种治疗早搏的介入方法。导管

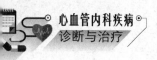
消融主要是通过股静脉、股动脉或锁骨下静脉将导管送入心脏。通过标测技术发现异常部位后,导管头释放的能量可以消除异常部位的起搏,实现根治。该手术方法主要适用于出现明显的频发单源性室性早搏的患者、每天早搏 1 万次以上的患者或接受过抗心律失常药物但效果不明显或无效的患者;有些药物有效,但有不良反应且患者无法耐受,或者频发早搏对心功能有明显损害,此时也应进行导管消融。

3. **中医治疗** 早搏是心律失常的一种,相当于中医里面说的心悸。中医理论认为心悸的形成常与心血不足、心阳不足、水饮内停、瘀血阻滞有关。归脾丸用于治疗心血不足,一般是饮食不规律,损害脾胃导致的气血生化无源。桂枝甘草汤用于治疗心阳不足,一般是心病久治不愈导致阳气衰弱,不能温养心脉。苓桂术甘汤用于治疗水饮内停,是脾肾阳虚不能化水导致饮邪上泛。利心丸的主要功效是补心安神,适用于风湿性心脏病、心动过速、心律不齐、心力衰竭等。稳心颗粒主治气阴两虚兼心脉瘀阻所致的心悸不宁、气短乏力、头晕心悸、胸闷胸痛,适用于属上述症候的心律失常、室性早搏、房性早搏等情况。

早搏可以吃什么保健

早搏食疗方(供参考,具体需要询问医生)

方一:银耳 15～30 g,瘦猪肉 200 g,大枣 10 枚。共入锅炖烂,加食盐调味佐餐。

方二:莲子肉、白糖各适量,隔水炖服。亦可磨粉蒸糕,晨起做早餐食用,每次服食 50～100 g。

如何预防早搏

第一,要保持规律的生活方式和适当的体育锻炼,不要熬夜,不要长时间静坐(比如看电视或用电脑)。散步、选择一种中国传统锻炼方式(太极拳等)或使用一些健身器材进行健身训练,会给你的身体带来长期的好处。第二,要戒烟,避免大量饮酒,因为吸烟饮酒是心血管疾病的主要诱发因素。第三,保持情绪稳定,理顺工作、生活、学习关系,情绪高度紧张和起伏不定也是功能性早搏的主要诱因。第四,要定期去医院体检,一旦发现心悸和乱跳,要及时就医咨询或治疗。

早搏的并发症有哪些

本病会诱发室性心动过速,心室颤动,在严重的情况下还会导致心源性猝死。

1. 室性心动过速(VT)　指起源于希氏束分叉处以下的 3～5 个以上宽大畸形 QRS 波组成的心动过速,发作时一般会有显著的血压下降,影响全身器官血液供应。症状较明显,如小儿可出现烦躁不安,面色苍白,呼吸急促,年长者可诉心悸,心前区疼

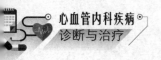

痛,严重病例可有昏厥、休克、充血性心力衰竭等,体检可发现心率增快,常在 150 次/分钟以上,节律整齐或不整齐,心音可有强弱不等现象。

2. 心室颤动(VF) 是由于许多相互交叉的折返电活动波引起的,其心电图表现为混乱的记录曲线,心室颤动极其凶险,心脏无法完成泵血功能,往往致命,常使用直流电除颤(用胸部重击或抗心律失常药物难以奏效)。

3. 心源性猝死 猝死是一种临床综合征,是指平时表现为健康或病情已基本恢复或稳定者,突然发生意想不到的非人为因素造成的死亡,大多数发生在急性疾病发病后即刻至 1 小时内,最长不超过 6 小时者,主要由于原发性心室颤动、心室停搏或电机械分离,导致心脏突然停止有效收缩,进而导致患者死亡。

阵发性室上性心动过速

什么是阵发性室上性心动过速(PSVT)

阵发性室上性心动过速(paroxysmal supraventricular tachycardia, PSVT)是心动过速的一种常见类型,也是一种由于心电信号传导异常而引起的阵发性过速而整齐的心律,多起源于心房或房室交界区,大多数是由于折返激动所致,少数由自律性增加和触发活动引起。心电图连续3次以上室上性过早搏动称为PSVT。

因折返环路不同,PSVT主要分为房室结内折返性心动过速(atrioventricular nodal reentrant tachycardia, AVNRT)、房室折返性心动过速(atrioventricular reentrant tachycardia, AVRT)、自律性房性心动过速(automatic atrial tachycardia, AAT)、房内折返性心动过速(intra atrial reentrant tachycardia, INRT)、窦房结折返性心动过速(sinus nodal reentrant tachycardia, SNRT)5种,同时也存在多种折返机制并存的情况,最常见的为AVNRT、AVRT两种类型。

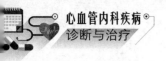

PSVT 有哪些表现

PSVT 最典型的表现为心慌突然发生、突然终止,心率每分钟可增快至 160～250 次,婴儿可达 300 次,每次持续数分钟至数小时不等,虽然可以自行恢复,但是整体上来说,因疾病反复发作、起病急骤且持续时间较长,给患者及其家属带来了沉重的经济负担与心理压力。常见的症状有心悸、多尿、出汗,如果持续时间长,可导致循环障碍,出现心绞痛、头昏、晕厥,甚至发生休克。

PSVT 好发于哪些人群

PSVT 的发病率约每年 0.36％,可见于多年龄段,多发于女性和老年人。其中 AVNRT 最为常见,占 PSVT 近 2/3,女性患病多于男性。AVRT 患者男性多于女性,常无其余心脏疾病。

PSVT 的机制是什么

简单来说,心脏的每一次跳动都是由电信号引导的,电信号通过心脏内一些特殊的纤维(传导细胞,组成类似于日常生活中的导线)进行传导,使心脏的各个部分按照一定的顺序和频率合理而有规律地收缩。

但是心脏有一些不正常的"导线",大部分是先天性的,一般不参与心脏电信号的传导。当一次偶然的早搏把它们打开,让它们通上电以后,就会影响整个心脏的电流,使电流在局部某一个环路内不停打转,每一次打转都传导一次电信号,使心脏跳动一次,持续不断打转最终导致心动过速发生。

PSVT 如何诊断

当出现上述症状时,应及时就医。你的医生会采集你的病史,进行必要的体格检查,并进行一些必要的辅助检查来协助诊断 PSVT。当 PSVT 正在发作时,心电图可以捕获相应的异常心电活动。而如果你就医时并没有发作,可以佩戴动态心电图机器进行检测,在佩戴的过程中,如果有 PSVT 发作,设备会记录下来。

PSVT 的主要治疗方法有哪些

迷走神经刺激、药物治疗、直流电复律和导管消融是该病的主要治疗方法。

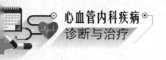

PSVT 发病时可以采取哪些措施缓解症状

如果患者心脏功能和血压正常,可尝试刺激迷走神经。刺激迷走神经可以降低心脏电脉冲的传导速度,从而阻止阵发性室上性心动过速,但这种方法只对部分患者有效。

1.颈动脉窦按摩　首先要明确的是,这种方法应该由专业医生或者经过培训的人员使用。实际操作如下:患者取仰卧位,单侧颈动脉窦按摩 5～10 秒,切忌两侧同时按摩。

2. Valsalva 动作　可分为标准 Valsalva 动作和改良 Valsalva 动作(图 6)。标准 Valsalva 动作是国际推荐的治疗 PSVT 的一线急救方法,但是其成功率低,仅有 17% 的患者可成功恢复窦性心律。于是 REVERT 研究改进了 Valsalva 动作,并将其发表在了

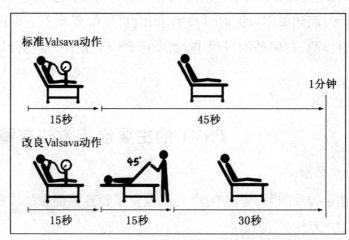

图 6　Valsalva 动作示意图

2015年8月份的《柳叶刀》杂志上。改良的Valsalva动作不同之处是让患者在半卧位憋气之后立即平卧,并由他人抬高其双腿。据统计,改良版的Valsalva动作将治疗成功率提高到了43.5%。

3. **咽部刺激诱导恶心** 用棉签或压舌板刺激咽部诱发恶心。

4. **冷刺激** 冰敷脸或把脸浸入冰水中。

PSVT可采用哪些药物治疗

如果刺激迷走神经仍然无效,医生会选择药物控制患者的异常心律,一般首选腺苷。腺苷无效时,可静脉注射维拉帕米。这两种药物的有效率都在90%以上。

其他药物还包括β受体阻滞剂、洋地黄等。其中,β受体阻滞剂以短效制剂为宜,伴心功能不全者可选用洋地黄类药物。

当患者出现严重心绞痛、低血压、心力衰竭或急性发作时,应立即进行直流电复律治疗,但已使用洋地黄治疗的患者不应行复律治疗。

药物治疗外,还有哪些方法可以治疗PSVT

如果药物治疗无效,或患者出现严重心绞痛、血压下降、急性心力衰竭时,可选择同步直流电复律。

1. **食管心房调搏超速抑制** 用于不适合用药和电复律的孕

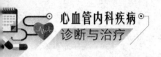

妇,在食管中使用电极高频放电来转复。

2. 心导管消融治疗　通常在局部麻醉下进行。原理是通过大腿根部的股静脉或股动脉将导管送至心脏,通过标测技术找到异常通路,然后从导管头释放能量阻断异常通路,防止心动过速继续发作。

这种方法目前是阵发性室上性心动过速的一线治疗,基本可以治愈,复发率在 1%～3%。该方法并发症少,若复发可再次消融。

PSVT 患者日常需要注意什么

PSVT 患者应做好疾病的日常管理,规范用药并定期随访,急性发作时及时就医。如果并发其他慢性心血管疾病,应加强血压、血脂、血糖的控制,慎用感冒药等非处方药。平时患者应加强体育锻炼,保证睡眠充分,保持心情愉悦,做到营养均衡,戒烟戒酒,避免喝浓茶、咖啡和补品(如人参和黄芪)。

心动过缓

什么是心动过缓)

心动过缓,顾名思义就是"心跳得慢"。正常人的心跳频率在 60～100 次/分钟,当心跳频率＜60 次/分钟时,心跳频率就相对缓慢,这种状态则定义为心动过缓。

房室传导阻滞是什么意思)

人体的心脏由上方的 2 个心房和下方的 2 个心室组成,心脏要想跳动,需要上方心房内的"电流"顺利传导到下方的心室,在此过程中,若"电流"传导不畅,则称为房室传导阻滞。根据"电流"传导受阻的程度,房室传导阻滞可分为Ⅰ度、Ⅱ度和Ⅲ度,严重程度逐渐增加,其中Ⅲ度房室传导阻滞和一部分Ⅱ度房室传导阻滞时心跳过于缓慢,往往需要植入心脏起搏器治疗。

正常人心跳为什么也会慢)

其实,心动过缓并不完全算是一种疾病,因为某些人群或在某

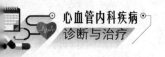

种状态下,人们的心跳会自然地变慢,例如健康的青年人、运动员或在睡眠状态时。特别是有些长跑运动员,这是由于他们长时间、高强度的训练或比赛,"迫使"心脏在安静的状态时跳动变慢,这样心脏才能好好休息,进而在激烈的运动状态时加足马力,一往无前。

哪些疾病会导致心动过缓

当然,大多数正常人的心跳频率仍然为 60～100 次/分钟。当你发现自己的心跳小于 60 次/分钟时便需要引起重视,因为这可能是某些疾病的预警。最常引起心动过缓的疾病首先要想到的便是心脏本身的疾病,例如窦房结病变、心律失常、冠心病等。除了心脏本身的毛病外,人体的其他脏器出了问题也可能会牵连到心脏,使得心跳变慢,例如大脑的疾病、甲状腺功能减退、肾脏疾病,甚至是睡眠呼吸暂停综合征(夜间打鼾严重导致缺氧)。有时候,服用某些药物也会使得心跳变慢,其中就包括 β 受体阻滞剂类药物、部分的抗心律失常药物等心脏病药物。因此,当你发现自己心跳慢,同时又有不舒服的症状(如眼睛发黑、头晕、胸闷、乏力)时,请尽快前往医院的心内科就诊,以免酿成悲剧。

心动过缓时会发生哪些症状呢

上文提到,当你发现心跳变慢同时伴有不舒服的情况时,要尽快前往医院就诊。那么,心跳得慢会引起哪些不适症状呢?事实上,心脏就像一台发动机,每时每刻都在跳动,将携带有氧气的血液泵出,供给全身使用。因此,当心跳得慢时,泵出的血液便稍显不足,人体便会出现缺氧的症状,例如头晕、乏力、心慌、胸闷等,有些人的症状比较明显,还会出现眼前发黑,甚至突然晕厥。

如何快速识别出心动过缓呢

其实,上述提到的心动过缓的常见症状,例如头晕、乏力、心慌、胸闷等,并不具有临床的特异性,也就是说,还有其他的毛病也会导致这些症状。搭脉搏或者听诊心脏的方式可能在院外识别心动过缓中起到一定的作用,但对普通群众来说有不小的难度。因此,在发现上述不典型症状时,及时前往医院就诊才是最佳的处理方式。

如何诊断心动过缓

诊断心动过缓最简单、经济的方法便是做一份心电图。心电图不仅可以比较准确地测量心率,还能够发现一些常见的心脏疾患,比如我们听说过的房颤、冠心病、房室传导阻滞等,当然包括在此介绍的心动过缓。

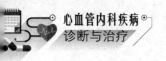

如何靠搭脉搏数心跳

当你怀疑自己心跳慢时,也可以自己给自己搭搭脉,粗略地计算一下心率,这样也是可以的,但是仅在你身体的状态比较平稳的时候才可以尝试。有人会问,搭脉为什么能测出心率? 因为在正常情况下,全身的动脉和心脏连接成一个整体,心脏每跳动一下,我们的动脉便会搏动一次,就像是水面上泛起的涟漪传向远方一样,也就是说,我们的心率等于我们的脉搏(每分钟动脉搏动的次数)。因此,我们可以通过自己触摸表浅的动脉,大概计算一下脉搏,用来间接地测量心率。那么,该怎么"把脉"呢? 首先,我们需要找到贴近皮肤表面的比较大的动脉血管,这样也更容易能感受到它们的搏动,比如临床上最常使用的桡动脉。寻找桡动脉时,我们可以先将一手平放,手掌向上,用另一只手的手指沿平放手掌的根部外侧触摸,可触摸到一骨性突起,在骨性突起内侧面稍用力按压,便可触摸到搏动的桡动脉。

哪些心动过缓的人需要治疗

上文也说到,并不是所有诊断为心动过缓的人都需要治疗,无症状的患者通常无须治疗。其实,很多人平时没有任何不适症状,他们是在体检或是因为其他疾病住院时做心电图检查出心动过缓的,这种情况下一般不需要特殊的治疗。但是,如果当你的心跳次数小于 50 次/分钟,同时伴有比较严重的临床症状(比如胸闷、心悸、头晕、黑矇、晕厥跌倒等)时,或是心电图发现你的心跳慢到会"暂停"2.5～3 秒以上的时候,那么一定要尽快前往正规的医院进行评估,予以相应的处理。

心动过缓该怎样治疗

心动过缓和大多数疾病一样,也分为药物治疗和手术治疗两方面。当然,无论是药物治疗还是手术治疗,都是基于临床医师对于病情评估的基础上的,因此切勿自己随意用药。事实上,药物对于心动过缓的治疗效果是有限的,所以说绝大多数患者可能会考虑手术治疗比较严重的心动过缓,这类手术被称为"心脏起搏器植入术"。

心脏起搏器植入术是什么

心脏起搏器植入术是治疗心动过缓最常用的治疗方案,它不必开胸,通过血管,以一种微创的方式,将带有导线及电极的电子脉冲发生器植入身体,用人工调整的电脉冲波,控制心脏电路,以此达到治疗心律失常的目的。心脏起搏器植入术是一种简洁、实用、高效的手术方式,目前已广泛应用于临床当中。

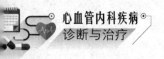

起搏器会发出声音吗

有些患者在植入起搏器后总觉得能听到起搏器在心脏内发出声音,因而夜间无法入睡,十分担心。那么,起搏器在身体里真的会发出声音吗? 其实,起搏系统由脉冲发生器和起搏电极组成,脉冲发生器发出的起搏信号是电流,因此不会发出机械的响声;起搏电极与心肌相连,通过传导电流刺激心肌细胞,自然也不会发出声响。因此,起搏器是不会发出声音的。

起搏器需要更换电池吗

需要。每个起搏器都有自己的电池,寿命大概在 5~10 年。所以如果装过起搏器以后,需要随身携带起搏器卡,卡上包含起搏器型号、有关参数、安装日期、品牌等,并需要规律的来医院随访,及时调整起搏器的参数或更换电池。

起搏器会突然停止工作吗

不会。起搏器是一台精密的微型电脑,安装起搏器后,医院会对你的起搏器进行随访,每年至少一次,主要是检测电池的剩余电量。当电量不足达到警戒线时,所剩余的电量仍可保证起搏器工作 6 个月,这就有足够的时间发现以及更换起搏器。另外,若发现起搏器在安静状态下心率不足 60 次/分钟,也暗示电量不足,需及时至医院检测。

装完起搏器以后还能运动吗

植入起搏器后的最初 1~3 个月,要避免剧烈运动,一般日常活动并不受影响,适度的体育锻炼如散步、慢跑也是可以的。需要注意的是,起搏器植入侧的上肢要避免大幅度活动,以免起搏器的脉冲发生器或电极导线发生移位。

装完起搏器后还能拔出吗

装完起搏器后是可以拔除的,通常出现以下情况需要拔除起搏器:①需要在起搏器植入部位手术或放疗等,可能影响起搏器时,需将起搏器拔除,重新置入到对侧不受影响的部位;②起搏器电极出现故障,无法正常使用,而电极已植入多年,拔除困难,可考虑将原有的起搏器拔除,于对侧重新植入新的起搏系统;③起搏器囊袋感染,必须拔除起搏器。我们需要了解的是,拔除本身存在很大的风险,真正决定拔除也是无奈的选择,所以拔除前需要和专业的心脏科医生仔细商讨,综合具体情况后再作决定。

电磁设备会影响起搏器吗

会。电磁设备会干扰起搏器,其功率越大,对起搏器的干扰越大;功率很小的,对起搏器没有影响。大家需要遵守的原则是:远离大功率电磁设备,比如:核磁共振、高压设备、大型电动机、发电机、雷达、广播天线等。但是,随着科技的发展,目前也出现了可兼容核磁共振的起搏器,具体型号可以咨询医生。我们需要牢记的是,安装了起搏器以后,平时遇见电磁设备一定要留个心眼,避免可能发生的危险情况。

手机对起搏器会有影响吗

手机也会发射电磁波,因此会对起搏器产生一定的干扰,但是随着距离的增加,这种干扰会随之减弱。因此患者在平时应尽量避免手机靠近起搏器,使用手机时最好使用对侧手,并使手机与起搏器的距离保持在 15 cm 以上。

外科手术对起搏器有影响吗

现在许多外科手术可能会用到一些专用仪器设备,它们是可能对起搏器产生影响的。就目前广泛应用在外科手术中的电刀(用于止血)来说,它就会导致起搏器无法正常工作。但是,大家也不必太过担心。首先,电刀对起搏器的影响受到距离的影响,如果应用电刀的手术区域距离起搏器大于 15 cm,那么基本上不会影响起搏器的功能;其次,即便手术区域距离起搏器植入的位置较近,也是可以手术的。手术之前心内科医生也会调整起搏器的模式,用固定频率进行起搏,从而避免术中出现起搏器不能正常工作的情况。

无线心脏起搏器是什么 ⊃━━━

传统的心脏起搏器主要以有线的金属型起搏器为主,其存在多种并发症,如电极脱落、感染及静脉血栓形成等。另外,传统心脏起搏器还存在更换电池及电极、导线老化等问题,这无疑给患者带来了巨大的痛苦。近年来,随着科技的发展,无线起搏作为一种新型的起搏方式逐渐进入人们的视野。2015 年,美敦力公司推出了世界上最小的无导线心脏起搏器 Micra TPS,其长 24 mm,体积 0.75 cm^3,仅为传统心脏起搏器的十分之一,电池可以运转 8~10 年(图 7)。同传统起搏器植入术相比,无线起搏器的手术时间更短,术后也不会留下瘢痕及突兀的囊袋,且感染率的发生也要小于传统起搏器。目前,这种无线心脏起搏器已通过欧洲及美国的安全认证及销售批准,但是目前在我国尚未大规模上市,且无导线起搏器仅有单腔起搏起搏器,有特定的适用

人群,因此目前未广泛地应用于临床。

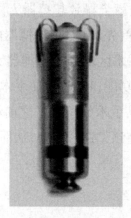

图 7 美敦力研发的 Micra TPS

有没有什么方法可以预防心动过缓

目前并没有明确的可以预防心动过缓的方法,但是,早期识别头晕、乏力、心悸等危险症状,及时纠正可能导致心动过缓的疾病、药物等是非常重要的。另外,健康的生活方式对维持我们的心跳规律平稳也是有一定好处的,如戒烟限酒、适量运动、避免熬夜等。

心肌梗死

什么是心肌梗死,症状是什么

心肌梗死是一种常见的急性心血管系统疾病,其主要由于供应心脏血液的主要血管闭塞,从而导致心肌的缺血性坏死。患者主要表现为剧烈而较持久的胸痛、发热、恶心、呕吐等,甚至可发生严重心律失常、休克或心力衰竭,严重危及其生命安全。随着医疗水平的提高,心脏治疗药物、静脉溶栓治疗以及冠状动脉内介入治疗不断发展,心肌梗死病死率也逐渐降低至 10% 以下。其中,积极的药物治疗对延长患者寿命、降低病死率具有重要意义。目前用于心肌梗死的治疗药物主要包括抗血小板聚集药物、抗凝药物、溶栓药物、调脂药物、扩张冠脉、缓解疼痛药物等。

缓解心肌梗死所导致的疼痛的药物有哪些

口服或注射吗啡、哌替啶(度冷丁)、硝酸酯类药物(如硝酸甘油)、β 受体阻滞剂(如美托洛尔、比索洛尔)等药物,以缓解疼痛。

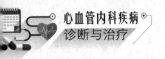

1. 阿片类药物　如吗啡、哌替啶止痛作用通过模拟内源性抗痛物质脑啡肽的作用激动中枢神经阿片受体而产生强大的止痛作用,对一切疼痛均有效,对持续性钝痛效果强于间断性锐痛和内脏绞痛,可用于血压正常的心肌梗死患者,有镇静和减轻心脏负荷的作用,缓解恐惧情绪。如其他强阿片激动剂一样,吗啡有滥用可能,然而在经过适当治疗的疼痛患者中少见。

2. 硝酸甘油　具有扩张冠脉血管的作用,作用于血管平滑肌细胞表面受体,调节平滑肌收缩状态,使平滑肌细胞舒张,进而导致血管舒张、变粗,回心血量减少,减少心脏前后负荷,从而发挥它的药理作用。其可以缓解狭窄、痉挛的冠脉血管,改善心肌循环,从而解除疼痛。硝酸甘油剂型多种多样,普通片、缓释片、控释口颊片、溶液剂、喷雾剂、气雾剂、贴剂、注射剂,可谓"可含、可喷、可贴、可滴"。服用硝酸甘油偶尔有血管扩张性头痛、头晕、面部潮红、恶心、呕吐、腹痛、视力模糊等。血管扩张性头痛是临床上常见的药物不良反应。防止或减轻头痛方法有:初次含服硝酸甘油时,最好取坐位或平卧位。如果服药后感到头昏、无力、出虚汗应立即平卧,不良反应可在几分钟后迅速消失。

3. β受体阻滞剂　在发生急性心梗的患者中,机体会激活交感神经系统来应对疼痛、焦虑和心输出量降低,作为增加心输出量的一种代偿机制。然而交感神经激活也会导致以下不良后果:①增加需氧量,导致梗死面积扩大;②降低室颤阈值,增加心源性猝死的可能性;③从长远看来,会导致心室重构与心力衰竭。因此对于那些不会发生心源性休克(自身能够快速应对这一变化)的患者而言,β受体阻滞剂可以减少其心肌梗死面积,提高室性心律失常阈值,还能够预防不良心室重构和心衰。所以β受体阻滞剂被视为心梗患者治疗的基石。

β受体阻滞剂有利于缩小心肌梗死面积,减少复发性心肌缺血、再梗死、心室颤动及其他恶性心律失常,对降低急性期病死率有肯定的疗效。无禁忌证的心肌梗死患者应在发病后24小时内常规口服β受体阻滞剂。建议口服美托洛尔,从低剂量开始,逐渐加量。若患者耐受良好,2～3天后换用相应剂量的长效控释制剂。但是如果遇以下情况时需暂缓或减量使用β受体阻滞剂:①心力衰竭或低心排血量;②心源性休克高危患者(如年龄>70岁、收缩压<120 mmHg、窦性心率>110次/分钟);③其他相对禁忌证:P-R间期>0.24秒、二度或三度房室传导阻滞、活动性哮喘或反应性气道疾病。

硝酸甘油片为什么一定要舌下含服

硝酸甘油片口服吸收差。药物进入胃肠道后,在尚未吸收进入血循环时,就在肝脏被代谢,使得进入血循环的原形药量减少、药效降低。硝酸甘油片一般采用舌下含服给药,舌下含服可以通过舌下毛细血管立即吸收入血,2～3分钟起效,5分钟达最大效应,作用时间持续10～30分钟。

硝酸甘油片应该什么时候吃,怎么吃

在心绞痛发作时救急用。偶尔发作的患者不必每天服用,随身携带,有备无患。发作时舌下含服 1 片,如果 5 分钟后疼痛未缓解,应立即去医院。可能要进行体力劳动或情绪激动时,可以事先服用 1 次。尤其是易发心绞痛的老年患者,在活动或大便前 5～10 分钟预防性使用以避免诱发心绞痛。

服用硝酸甘油片,有什么注意事项

舌下含服时,应尽量坐着。硝酸甘油通过扩张血管缓解心肌缺血,也因此有可能会引起低血压,服药时保持坐位,以免站立时忽然头晕摔倒。除低血压外,还可能出现头痛、面色潮红、心率反射性加快的不良反应。千万不可以超量服用硝酸甘油片。大量服用会引起严重的低血压。硝酸甘油片只用于紧急发作时服用。长期频繁服用可能会导致耐药,表现为止痛效果变弱。为了避免发生耐药,使用硝酸甘油时,需要保证有足够的无药时间,也就是我们说的"空白期",两次服用硝酸甘油片之间的空白期应至少 8～12 小时。

硝酸甘油片如何保存

硝酸甘油片需要遮光保存,药瓶本身是深棕色,在放置时也应放在20℃左右且没有阳光照射的地方。硝酸甘油片还需要密封保存,用完后及时盖紧瓶盖,以免药物失效。家庭备药时,建议将开封后半年未用的硝酸甘油片丢弃,更换新的一瓶。

什么是抗血小板聚集治疗

血小板是人体血液中的有形成分之一,有止血、促进凝血和保护毛细血管内皮细胞的作用,血小板黏附与聚集、凝血系统的激活,本是对损伤血管的一种生理性防护反应,但过度的反应可导致血小板形成血栓,其机制为:血管壁受损(如动脉粥样硬化斑块破裂)导致内皮下胶原暴露;随后血小板被激活,发生黏附,随即发生血小板的聚集,血小板黏附与聚集过程会发生一系列反应,最终通过与纤维蛋白原结合,血小板之间相互黏附、聚集形成早期血栓,同时血小板释放的产物也可促进血液的凝固,导致血栓形成,血液有形成分在血管内形成栓子,造成血管部分或完全堵塞,相应部位血供障碍引起组织器官缺血、缺氧甚至坏死。这也是引起心肌梗死主要病理过程。在心肌梗死的治疗中抗血小板药物的作用越来越被大家所重视,目前为心肌梗死的

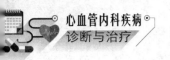

标准治疗之一。临床上常用的抗血小板药有以下几类。

1. 第一大类为口服抗血小板聚集药,包括阿司匹林、氯吡格雷、替格瑞洛等。

① 阿司匹林。阿司匹林是水杨酸进行乙酰化后的产物。阿司匹林通过对产生 TXA2 的 COX-1 的丝氨酸残基进行共价乙酰化,阻碍了其对底物花生四烯酸的结合,抑制其产生 TXA2。由于血小板不能合成新的 COX-1,所以阿司匹林对血小板的作用是不可逆的。所以虽然其血浆半衰期只有 20 分钟,却会作用于血小板整个生命周期(7~10 天),重复给药会产生累积作用,直到新的血小板产生。食物尤其是高脂饮食可以明显延缓阿司匹林的吸收,在胃内滞留及对胃黏膜刺激时间延长,所以建议空腹服用阿司匹林肠溶片,以使其尽快进入肠道。每日口服阿司匹林 75 mg 可以使血小板 COX-1 完全失活。据研究,阿司匹林每日用量在 50~320 mg 即可产生最大抗栓效果,进一步增加药量抗栓效果不会增加,因为高剂量阿司匹林会可逆地抑制前列环素的合成,而前列环素可以舒张血管和抑制血小板聚集。

② 氯吡格雷。氯吡格雷不可逆地结合血小板 P2Y12 受体,抑制血小板聚集,经过肝脏细胞色素 P450 酶转化为活性产物。饮食除了延缓氯吡格雷吸收,对其抗血小板作用影响不明显。氯吡格雷口服后 2 小时起效,半衰期约 6 小时。每日口服 75 mg 于 3~7 天对血小板的抑制达到稳定状态,平均抑制水平为 40%~60%。负荷量 300 mg 后活性代谢产物浓度为维持量连续给药 4 天时的 2 倍。一般停药 5 天后凝血和血小板功能恢复正常。我们需要注意的是由于其代谢相关基因尤其是 CYP2C19 基因

的多态性,氯吡格雷抑制血小板的作用在不同患者存在较大个体差异。此外,质子泵抑制剂也就是我们常用胃药之一的奥美拉唑和埃索美拉唑会影响氯吡格雷的抗血小板作用,导致不良心血管事件增加,而兰索拉唑和泮托拉唑的影响却不明显。氯吡格雷的不良反应包括使血小板、粒细胞减少及血栓性血小板减少性紫癜。

③ 普拉格雷。普拉格雷与氯吡格雷结构类似,需要经过代谢转化为活性药物,也是不可逆地作用于 P2Y12 受体,持续于血小板整个生命周期。普拉格雷进入肠道后迅速水解,水解产物吸收后主要通过 CYP3A4 和 CYP2B6 代谢,较少依赖 CYP2C9 和 CYP2C19,且只需要一个步骤即可被转化为活性药物。口服后约 80% 可以迅速吸收并被转化为活性药物,30 分钟即可达到血浆峰浓度,活性药物半衰期约 7 小时。高脂肪、高热量饮食可以延缓药物吸收,但不会影响生物利用度。应用时负荷量 60 mg,继之以 10 mg 每天一次维持,体重 60 kg 以下维持量为 5 mg 每天一次。如果需要手术,停药 5 日其药物效应才会消失。同氯吡格雷类似,普拉格雷也有导致血栓性血小板减少性紫癜的风险。

④ 替卡格雷。替卡格雷的结构与上述抗血小板药物不同,其原型药物和活性代谢物具有相同的功效,可以可逆地阻断 P2Y12 受体。抗血小板作用在服用 180 mg 替卡格雷负荷量后 2 小时达到高峰,持续 8 小时。在此期间,其抗血小板作用几乎是服用氯吡格雷 600 mg 的两倍。急性冠状动脉综合征(ACS)患者在 12 个月内维持 90 mg 每天两次口服的剂量。即使漏服一

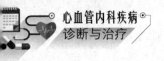

次,其抗血小板作用仍高于最后一次给药后 24 小时的氯吡格雷,停药 5 天后作用基本消失。原型药物半衰期为 7 小时,活性代谢物半衰期为 9 小时。主要代谢酶是 CYP3A4,主要由肝脏代谢。肾功能和血液透析对药物作用无影响。临床试验表明,它在减少心血管事件方面优于氯吡格雷。有颅内出血史的患者服用替卡格雷后有较高的再出血风险,因此不应在此类患者中使用。临床上呼吸困难不良反应也很常见,发生率为 14%。通常会自行缓解,但持续用药可以消失。随访 6 个月,对肺功能无影响。少数不能耐受的患者可以改用其他 P2Y12 受体拮抗剂。

2. 第二大类为静脉用 GPⅡb/Ⅲa 受体拮抗类抗血小板药,包括阿昔单抗、替罗非班、依替巴肽。GPⅡb/Ⅲa 受体是血小板表面最丰富的受体,GPⅡb/Ⅲa 受体不仅介导了血小板由外到内的信号转导,促进其进一步激活,而且是血小板和纤维蛋白原等凝血因子之间连接的桥梁,引导了血小板聚集的最后步骤,最终导致血栓形成。所以 GPⅡb/Ⅲa 受体拮抗剂阻断了血小板聚集和血栓形成的最后通路。

谁能吃阿司匹林

阿司匹林可以降低心血管疾病高发人群首次发生心血管事件的风险,也可以降低心血管疾病患者复发的风险。对于容易患心血管疾病的人群,例如高血压、糖尿病、高血脂、吸烟、肥胖、家族中早发心脏病的患者、活动较少的人及慢性肾病患者等。

这些人需要到医生处进行评估,如果经评估被医生认为是易患心血管疾病的高危人群,应及早使用阿司匹林,预防心脑血管疾病。如果你有过心脑血管疾病,应该终身服用阿司匹林,以防止这些疾病的复发,大大降低心脑血管疾病的风险。

阿司匹林应该白天服用吗

根据患者的习惯,白天和晚上服用都是可以的。这是因为目前只有少数数据显示血液在夜间处于更容易凝固的状态,晚上服用阿司匹林可能更好,但是,没有非常大的样本数据证明这一点;另外,也有观点认为早上是心血管事件的高峰期,从机制上来说早上吃可能更好。但是无论是早上吃还是晚上吃,都缺乏足够的研究支持,所以没有明确的结论,患者可以根据自己的习惯进行选择。

阿司匹林应该餐后吃吗

大多数患者会在进餐期间或之后服用阿司匹林,以减少阿司匹林引起的胃部不良反应。其实这种做法是不对的。阿司匹林分为肠溶型和非肠溶型。肠溶型是指在肠道中溶解,最大限度地减少在胃中的溶解,从而减少其对胃的不利影响。其实肠溶阿司匹林很少溶于胃酸。人空腹时,胃处于酸性状态。吃了

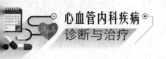
以后胃酸会被食物中和或者变成碱性。因此,在这种环境下,肠溶阿司匹林会溶解,从而引起胃部刺激。同时,胃排空速度非常快,只有几分钟,使得肠溶阿司匹林在胃中的停留时间非常短,减少了其对胃的不良反应。所以肠溶阿司匹林应该饭前服用,不能饭后服用。

服用阿司匹林应该注意哪些不良反应

阿司匹林的不良反应发生率很低。但要了解其引起的主要不良反应,以便及早发现、早预防。主要不良反应为出血,如瘀斑、牙龈出血、消化道出血、脑出血等。对于 75 岁以上的老年患者,有出血、凝血问题和肝功能异常的病史,应给予更多的关注。有些患者对阿司匹林过敏。阿司匹林可能会导致极少数患者出现哮喘,这种情况非常罕见。

阿司匹林、氯吡格雷哪个好

冠心病患者长期抗血小板治疗应选择阿司匹林还是氯吡格雷? 很多患者认为应该选择氯吡格雷。唯一的原因就是贵,贵的肯定更好! 真的是这样吗? 两者都是抗血小板药物。两者有什么区别?

1. 作用机制不同 阿司匹林通过乙酰化血小板环氧酶和减

少血栓烷 A2 的形成来抑制血小板聚集。氯吡格雷通过阻断血小板膜上的 ADP 受体抑制活化血小板释放 ADP 诱导的血小板聚集。

2. **对胃黏膜的刺激性不同**　阿司匹林刺激胃的想法深入人心。它对胃黏膜的损伤不仅来自直接接触,即使被吸收到血液中,也能通过其作用机制间接损伤胃黏膜。氯吡格雷在这两方面都没有胃黏膜损伤。难道氯吡格雷对胃一点刺激都没有吗?不是。氯吡格雷可以抑制血小板释放的血小板衍生生长因子和血管内皮生长因子,从而阻碍新生血管形成,影响溃疡愈合,还会引起消化道出血的风险。

以下情况建议用氯吡格雷代替阿司匹林:过敏、阿司匹林抵抗、胃刺激不耐受、严重消化性溃疡。

消化道溃疡伴胃黏膜损伤患者不建议用氯吡格雷代替阿司匹林:氯吡格雷在减少严重消化道出血方面没有优势;氯吡格雷与许多酸抑制剂(奥美拉唑、埃索美拉唑)冲突。同时服用这些药物,氯吡格雷的作用降低约 20%～45%。研究表明,对于有胃肠道出血风险的患者,与阿司匹林和酸抑制剂相比,氯吡格雷引起的胃肠道出血风险并未显著降低。因此,专家建议阿司匹林与质子泵抑制剂应联合使用,而不是氯吡格雷。

抗凝治疗有哪几种药物

抗凝治疗是心肌梗死早期抗血栓治疗的必要补充。仅限于

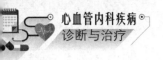
初期治疗。一旦决定介入治疗,必须在导管室给予低分子量肝素或普通肝素,以防止术中血栓形成。此外,还可选择磺达肝癸钠、比伐卢定等抗凝剂,防止血栓形成,保证血液循环。

1. **普通肝素** 肝素是一种内源性分泌的硫酸化多糖,其戊聚糖成分对抗凝血酶有很高的亲和力,可以很容易地暴露抗凝血酶的活性位点,加速凝血酶和活化因子的失活。普通肝素和低分子量肝素广泛用于治疗心肌梗死。但肝素的治疗窗较窄,患者对药物的反应差异明显。在应用过程中应密切监测抗凝效果。在手术中可以使用活化凝血时间(ACT),其他时候可以使用活化部分凝血活酶时间(APTT)。

2. **低分子肝素** 低分子肝素是一种相对分子质量更小的肝素衍生物。透皮吸收好,半衰期长,不易与血浆蛋白结合,生物利用度高,出血不良反应少,肝素诱导的血小板减少症发生率低。

3. **磺达肝癸钠** 磺达肝癸钠是一种选择性的 Ⅹa 抑制剂,经皮下注射,半衰期 17 小时,在非 ST 段抬高型急性冠脉综合征患者每日用药 1 次,通过可逆转性地与抗凝血酶结合而阻止凝血酶产生,与血浆蛋白结合率低,抗凝活性更易预测,生物利用度高,因此不需要监测,虽然没有肝素诱导的血小板减少症发生风险,但经肾排出,因此不推荐用于肾功能严重损害的患者。

4. **比伐卢定** 比伐卢定是一种合成水蛭素类似物。比伐卢定特异性结合凝血酶催化位点和阴离子外结合位点,直接抑制凝血酶活性,从而抑制凝血酶催化的纤维蛋白原向纤维蛋白的转化。半衰期只有 25 分钟。比伐卢定不与血浆蛋白结合,其抗凝血活性可以预测。通过测量 APTT 或 ACT 来监测其活性,比伐卢定不会引起肝素诱导的血小板减少症。

5. 利伐沙班 利伐沙班是一种新型高选择性口服抗凝剂,其通过直接抑制因子 Ⅹa 中断内源性和外源性凝血途径,抑制凝血酶和血栓形成的产生,主要用于预防和治疗血栓形成。目前主要用于非瓣膜性房颤患者,以降低卒中和全身性栓塞的风险。当房颤与冠心病(包括急性冠脉综合征和稳定型冠心病)并存时,会显著增加不良预后的风险。因此,利伐沙班也是抗血栓治疗的重要选择。

如果房颤且正在接受利伐沙班抗凝治疗的患者出现急性冠状动脉综合征或需要紧急冠状动脉介入治疗,可采用与非房颤患者相同的抗血小板治疗进行预处理。接受利伐沙班治疗的急诊手术患者无须中断口服利伐沙班;接受利伐沙班治疗的择期手术患者可考虑术前停药,停药时间视所用药物及肾功能而定,一般为术前 12~24 小时。介入手术后,如当天晚上或第二天早上,应重新开始利伐沙班治疗。建议住院期间从三联抗血栓治疗(如阿司匹林+氯吡格雷+利伐沙班)开始。缺血、血栓风险高,出血风险低的患者出院后可继续使用阿司匹林 1 个月,但术后极少超过 1 个月。大多数患者出院后可以使用双联抗血栓方案(如利伐沙班+氯吡格雷)。大多数患者在术后 1 年时停止抗血小板治疗。低缺血风险或高出血风险患者,考虑较早停用抗血小板治疗(如 6 个月);高缺血风险和低出血风险患者,考虑延长单药抗血小板治疗(>1 年)。停用抗血小板治疗后,应考虑予

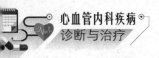
以卒中预防剂量的口服抗凝药物。双联抗栓治疗时采用低剂量利伐沙班(15 mg 每日 1 次,当患者肌酐清除率 30～50 ml/min 时,采用 10 mg 每日 1 次,在停止抗血小板聚集治疗后,当肌酐清除率≥50 ml/min 时,采用 20 mg 每日 1 次,肌酐清除率为 30～49 ml/min 时,采用 15 mg 每日 1 次,肌酐清除率为 15～29 ml/min 时,采用 15 mg 每日 1 次)。

如稳定性冠心病合并房颤患者且根据 CHA_2DS_2-VASc 评分具有抗凝指征,推荐应用卒中预防剂量的口服抗凝单药治疗。对于具有高缺血风险而无高出血风险的患者可考虑在长期口服利伐沙班基础上加用阿司匹林或氯吡格雷。

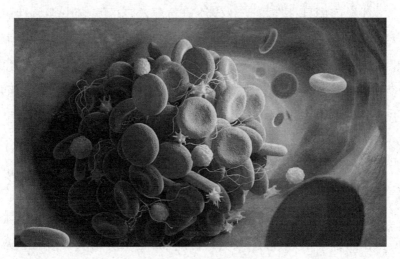

图 8　血栓形成示意图

对于急性 ST 段抬高型心肌梗死(STEMI)的治疗,早期、快速、完全开通梗死相关动脉是改善患者预后的关键。应尽快给予再灌注治疗,以缩短总缺血时间,尽快恢复有效的心肌再灌注,包括介入手术和溶栓治疗。溶栓治疗是指静脉注射尿激酶、链激酶、阿替普酶等溶栓药物,有望溶解血栓,打开血栓阻塞的血管。溶栓药物的作用机制是将血栓中的纤维蛋白降解为纤维蛋白片段,溶解血栓,而不是循环中的纤维蛋白原。由于急性心肌梗死早期促进血栓形成的凝血系统活性高,凝血和纤溶系统处于动态平衡,溶栓药物溶解的同时或溶解后仍有新的血栓形成发生。因此,溶栓治疗期间和之后必须联合抗凝和抗血小板治疗,以抑制新的血栓形成,防止再闭塞。

药物溶栓是不能及时进行介入手术时重要的再灌注治疗策略。院前溶栓效果比入院后好,有条件可以在救护车上开始溶栓。对于早发患者,即使中转时间很短,即时溶栓策略也优于延迟急诊介入手术,包括老年人在内的高危人群一定会在发病后120 分钟内受益于溶栓。在无禁忌证的情况下,预计 120 分钟内可完成介入手术的患者应在 30 分钟内进行溶栓治疗。

然而,由于 STEMI 患者病情不稳定,溶栓治疗时可能出现严重的再灌注损伤和再灌注心律失常,治疗不当可能危及患者生命。因此,院前溶栓治疗必须满足以下基本监护和抢救条件。

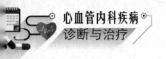
如必须配备心电图、监护仪、除颤器、车载供氧、各种抢救药物、溶栓药物。

溶栓治疗最常发生的不良反应是出血，因此溶栓前必须排除出血高危患者。包括既往发生过出血性脑卒中，6个月内发生过缺血性脑卒中或脑血管事件；中枢神经系统受损、颅内肿瘤或畸形；近期(2～4周)有活动性内脏出血；未排除主动脉夹层；入院时严重且未控制的高血压(>180/110 mmHg)或慢性严重高血压病史；目前正在使用治疗剂量的抗凝药或已知有出血倾向；近期创伤史，包括头部外伤、创伤性心肺复苏、近期外科大手术以及曾有在不能压迫部位的大血管行穿刺术；此外非ST段抬高型心肌梗死不宜使用溶栓治疗。

溶栓治疗后必须评估溶栓治疗效果，包括临床评估和冠状动脉造影。目前临床评估溶栓治疗成功的标志是在溶栓治疗后60～90分钟内，抬高的ST段回落≥50%的基础上，加上胸痛症状明显缓解和(或)出现再灌注性心律失常。

冠状动脉造影则是判断溶栓是否成功的金标准。失败的定义为溶栓后90分钟造影时梗死相关血管持续性闭塞(TIMI血流分级0～Ⅰ级)，成功的标准为TIMI血流分级Ⅱ级或Ⅲ级，其中TIMI血流分级Ⅲ级为完全性血管再通。

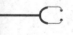血管紧张素转换酶抑制剂(ACEI)或血管紧张素受体拮抗剂(ARB)类药物是什么

心肌梗死后心室重构是指心肌梗死后心室的大小、形状、结

构和功能的持续变化,可表现为左心室增大、左心室射血分数降低和(或)局部室壁活动异常,是影响心肌梗死后心脏事件发生率和长期预后的主要因素。在患者出现心力衰竭症状之前,心室重构的特征是无症状的结构和功能异常(心脏收缩或舒张功能障碍)。ACEI 类药物(如卡托普利、依那普利、福辛普利等)有助于改善恢复期心肌重塑,降低急性心肌梗死死亡率和充血性心力衰竭的发生。除非有禁忌证否则都要选择使用。一般以小剂量口服开始,以防止首次应用时出现低血压,24~48 小时内逐渐增加至目标剂量。ACEI 类药物最常见不良反应是刺激性咳嗽,这往往严重降低患者的生活质量,甚至因不耐受而被迫停药。因为 ARB 类药物不影响缓激肽系统,所以没有这种不良反应。因此,当加用 ACEI 类药物后出现无法忍受的干咳时,应及时更换 ARB 类药物。除上述干咳症状外,ACEI 类药物的不良反应还包括血肌酐、血钾升高、肝功能下降、血管神经性水肿及影响胎儿发育。

他汀类药物是什么

他汀类药物是目前最有效的降脂药物。它是一种还原性抑制剂,能抑制肝细胞合成胆固醇,增加低密度脂蛋白受体的数量和活性,增强肝细胞清除血清胆固醇的能力,从而降低血液中总胆固醇和低密度脂蛋白胆固醇的含量。此外,他汀类药物还能在一定程度上降低三酰甘油,增加高密度脂蛋白,全面调节血脂,特别是对低密度脂蛋白胆固醇升高引起的高脂血症。除了

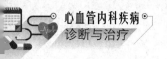

降血脂,他汀类药物还有更重要的作用:抗炎、稳定斑块。心脑
血管疾病的发生不仅与脂质沉积和动脉粥样硬化有关,还与血
管内壁的炎症反应有关,他汀类药物具有抗炎作用,可抑制动脉
粥样硬化的形成,稳定斑块,防止斑块破裂,从而有助于避免心
脑血管疾病。如果能够及时合理使用他汀类药物,部分动脉粥
样硬化斑块甚至可以逆转。

他汀类药物有哪些不良反应

1. 肝脏损伤　目前研究认为,所有他汀类药物都可能造成
肝脏损害,导致血清丙氨酸氨基转移酶(ALT)和天冬氨酸氨基
转移酶(AST)升高,所有治疗患者中,2%会出现肝酶升高超正
常值 3 倍,停药后肝酶水平即可下降,比较少见出现急性肝功能
衰竭,发生率约为 0.2/100 万。服用大剂量的他汀,大于 5 倍正
常值上限的发生率是 0.5%;大于 9 倍正常值上限的发生率在
0.2%。建议在他汀类药物治疗开始后 4~8 周复查肝功能,如无
异常,调整为 6~12 个月复查一次。单纯的转氨酶升高不等于肝
脏损伤。转氨酶升高,合并胆红素升高,则需要引起重视,可能
是肝脏损伤的表现。轻度肝酶升高可继续服用他汀药物,若超
过肝酶正常值上限 3 倍,应暂停给药。

2. 肌肉毒性　他汀类药物可引起肌病,发生率为 1.5%~
5%。最轻微的表现是肌肉疼痛,不伴肌酸激酶(CK)增加。除肌
肉酸痛外,有些患者可能伴有 CK 值的增加;剂量依赖性横纹肌
溶解症可发生在少数患者中,主要发生在联合使用多种药物的

患者中。CK 值增加超过正常值 10 倍,可导致急性肾功能损害,表现为肌酐升高和酱油尿,虽然少见,但严重时可致命,因此在服用他汀类药物期间出现肌肉不适、无力症状或排褐色尿时,应及时检测血肌酸激酶,若 CK 值呈进行升高,应停止他汀类药物治疗,必要时候入院治疗。

3. **血糖紊乱** 虽然目前的研究表明,他汀类药物可能增加糖尿病的风险,它可能通过影响糖代谢和脂肪代谢来干扰胰岛素分泌。脂溶性他汀类药物会增加患糖尿病的风险,这种风险是剂量依赖性的。然而,服用他汀类药物后患糖尿病的总体风险相对较低。服用他汀类药物的益处远大于糖尿病的可能风险。他汀类药物对心血管疾病的益处是糖尿病风险的 9 倍。对于有糖尿病高危因素的患者应注意监测其血糖和糖化血红蛋白水平,及时进行药物调整。

4. **其他不良反应** 没有医学证据表明他汀类药物可引起认知下降、肾脏损害或增加癌症风险等不良反应。疗效和不良反应是所有药物的利与弊。强化他汀类药物治疗进一步降低了LDL-C,但也带来了更多的不良反应。同时,强化他汀类药物治疗遵循 6% 的原则,即他汀类药物剂量加倍,LDL-C 可进一步减少 6%,但不良反应明显增加。为了尽可能减少他汀类药物的不良反应,开始治疗时减少他汀类药物的剂量仍然是最明智的方法。正确认识和预防他汀类药物的不良反应非常重要,不仅可以减轻他汀类药物引起的不良反应,还有助于减少患者的心血管事件。

更多降脂药物参看本书《血脂代谢异常》章节。

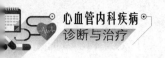

—ⓒ 不同类型的他汀有何区别

不同他汀之间剂量差别很大,2 mg、5 mg、10 mg……很多患者就会问:10 mg 瑞舒伐他汀与 10 mg 阿托伐他汀效果一样吗?我吃剂量小一点的那种他汀可不可以?小剂量他汀的不良反应是不是会更小?

表 2 列举了不同类型的他汀的治疗强度。

表 2　各类他汀的治疗强度

低强度的他汀 (LDL-C 降低 30%以内)	中等强度的他汀 (LDL-C 降低 30%~50%)	高强度他汀 (LDL-C 降低 50%以上)
氟伐他汀 20~40 mg	阿托伐他汀 10~20 mg	阿托伐他汀 40~80 mg
辛伐他汀 10 mg	瑞舒伐他汀 5~10 mg	瑞舒伐他汀 20~40 mg
普伐他汀 10~20 mg	辛伐他汀 20~40 mg	
匹伐他汀 1 mg	普伐他汀 40 mg	
	匹伐他汀 2~4 mg	

从医生的角度说,如果患者没有特殊情况,不同他汀的"不良反应",其实相差不大。但是站在患者的角度看,如果觉得吃剂量小一点的更安心,那选择小剂量类型的他汀也是可以的。

为什么医生有时候会处方更大剂量的一种?可能是因为你更适合吃那一种。药物产生的不良反应多与其代谢途径相关,他汀类药物的代谢有的经过肝脏、有些经过肾脏、有些经过肝肾双途径。对于肝肾功能不全的患者,比如合并肝硬化等肝病,医生就会更多选择经肾脏代谢的他汀；患有肾衰竭，就更优先考虑经过肝脏代谢的他汀。有些他汀还会影响血糖，目前有研究结果表明匹伐他汀和普伐他汀对血糖影响较小，更适用于糖尿病患者；而阿托伐他汀、瑞舒伐他汀、辛伐他汀、氟伐他汀可能影响血糖水平。

与他汀类药物带来的心血管益处相比，肝肾损害、肌病、癌症和新患糖尿病的风险可以忽略不计。所以不用太担心所谓的"不良反应"。他汀类药物没有好坏之分，只有合适和不合适。如果几种他汀类药物合适，可以随便吃一种，选择小剂量也没问题。

稳定型斑块与不稳定型斑块有什么区别

稳定型斑块是一种脂核小、纤维帽厚、没有活跃的炎症细胞的稳定斑块，就像附着在血管壁上的"皮厚馅少"的饺子，不容易破，就不会有血小板黏附激活聚集，就很少有血栓事件！不稳定型斑块，就像"皮薄馅多"的饺子，很容易破，一破就产生血栓反应，新生成的血栓迅速堵塞血管(图9)。

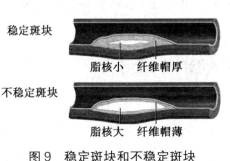

图9 稳定斑块和不稳定斑块

冠心病的支架置入治疗

什么是冠心病

冠心病是一类因心脏冠状动脉内斑块(动脉粥样硬化)堆积致使血管管腔狭窄或闭塞,导致流向心肌的血流减少而引起的疾病。它是最常见的心血管疾病,其类型包括稳定型心绞痛、不稳定型心绞痛、心肌梗死和心源性猝死。前文所述的心肌梗死就是冠心病的一种。冠心病的常见症状是胸部疼痛或不适,可能会扩散到肩膀、手臂、背部、颈部或下巴。有时可能会仅表现为烧心感或恶心呕吐。典型的心绞痛发作症状出现于运动或情绪紧张时,持续时间几分钟至十几分钟不等,并随着休息而改善。也可能会出现呼吸急促。但是有时甚至没有症状出现。而程度更加严重的心肌梗死,症状持续时间可能会超过几小时,并可能出现心律失常,血压降低,休克甚至猝死等严重后果。

冠心病的发病趋势如何

截至 2017 年,全球约有 1.27 亿冠心病患者,2017 年造成约 890 万人死亡,约 530 万人致残,新发冠心病约 1 000 万人。与

2010年全球700万人死于冠心病的情况相比有所增加。冠心病可能发生在任何年龄段的人,但随着年龄的增长,其发病率会大大增加,年龄每增加10年,发病率增加3倍。男性的患病率要高于女性。

由国家心血管病中心组织编撰的《中国心血管病报告2019》指出,中国心血管病患病率及死亡率仍处于上升阶段。我国心血管病致死率居各疾病首位,占居民疾病死亡构成的40%以上;农村心血管病死亡率持续高于城市。心脑血管病住院总费用快速增加,自2004年至今,年均增速远高于国民生产总值增速。

根据《中国卫生和计划生育统计年鉴(2017)》,2016年中国城市和农村居民冠心病死亡率继续保持2012年以来的上升趋势,农村地区冠心病死亡率上升趋势明显,男性冠心病死亡率高于女性。

2002—2016年急性心肌梗死(AMI)死亡率总体仍呈上升态势,从2005年开始,AMI死亡率呈现快速上升趋势,农村地区AMI死亡率不仅于2007年、2009年、2011年超过城市地区,而且从2012年开始农村地区AMI死亡率明显升高,2013年和2016年大幅超过城市平均水平。2016年AMI死亡率城市为58.69/10万,农村为74.72/10万。

冠心病的危险因素有哪些

冠状动脉疾病有许多明确的危险因素,包括高血压、糖尿

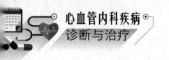

病、高胆固醇、吸烟、缺乏运动、肥胖、饮食不良、抑郁、家族史和过量饮酒等。大约一半的病例与遗传有关。类风湿病、类风湿性关节炎、系统性红斑狼疮、牛皮癣和银屑病关节炎等也是独立的危险因素。工作压力起到的作用似乎较小,约占病例的3%。在一项研究中,没有工作压力的妇女的血管直径相对增加,动脉粥样硬化的进展较慢。相反,工作压力大的妇女的血管直径较窄,病变显著进展。值得一提的是,拥有A型行为模式,包括时间紧迫性、竞争性、敌意和不耐烦等一组人格特征,也与冠心病的风险相关。下面列出与冠心病发病相关的常见危险因素。

1. 吸烟　与不吸烟者相比,吸烟者冠心病发病风险高2倍。

2. 肥胖　腹型肥胖者冠心病风险显著高于正常体型者,保持正常的体重与体型,是预防冠心病的重要措施之一。

3. 血脂　高胆固醇(特别是血清 LDL 浓度较高)、高三酰甘油、高水平的脂蛋白(a)与冠心病密切相关。HDL(高密度脂蛋白)具有延缓冠状动脉疾病进一步进展的作用。

4. 高血压　高血压患者冠心病发病率是没有高血压人群的5～6倍。

5. 糖尿病　糖尿病是动脉粥样硬化性疾病的独立危险因素。有糖尿病或糖耐量异常的患者发生心血管病的危险大大增高。

6. 性别　25～74岁男性冠心病发病率为女性的1.1～6.2倍。

7. 年龄　冠心病发病率随年龄增长而升高,35～74岁每10年冠心病发病率增加1～3倍。

8. **遗传因素** 遗传因素占冠状动脉疾病总发病率的 40%～60%。全基因组关联研究已经确定了 160 多个冠状动脉疾病的遗传易感基因。

9. **40 岁以下妇女的子宫内膜异位症**

10. **抑郁和反社会人格**

11. **原生家庭的影响** 原生家庭的影响包括心理、身体或性虐待;对母亲的暴力行为;与吸毒、精神病、自杀或被监禁的家庭成员住在一起。原生家庭的影响与成人疾病的存在相关性,也包括冠状动脉(缺血性心脏病)疾病。

12. **凝血因素** 高纤维蛋白原和凝血因子Ⅶ与冠心病风险增加相关。在亚洲人群中,β纤维蛋白原基因 G-455A 多态性与冠心病风险相关。

冠心病的发病机制是什么

患有动脉粥样硬化时,动脉内膜变硬,并造成钙、脂质和异常炎症细胞的沉积,形成斑块。斑块可被认为是生长在血管壁上的大的"丘疹",突出到动脉通道内,导致部分血流阻塞。患有冠状动脉疾病的人可能只有一两个斑块,也可能在整个冠状动脉中分布了数十个斑块。当冠状动脉完全阻塞超过 3 个月时,称为慢性完全阻塞(CTO)。在冠状动脉的慢性高度狭窄基础上,若心肌耗氧量增加(如体力活动或情绪激动时),可引起短暂性缺血。若缺血时间过长,心肌细胞可能会因缺氧而死亡,这被称

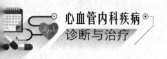

为"心肌梗死"(通常称为心脏病发作)。心肌梗死会导致心肌受损、死亡,最终形成瘢痕。心肌梗死还可能导致心律失常,患者可能因心室颤动而死亡。当冠状动脉内膜的一部分发展为动脉粥样硬化时,就会发生冠状动脉疾病。若患者进行血管造影(冠状动脉造影)时,没有发现冠状动脉阻塞迹象,但仍有胸痛(心绞痛)和胸部不适,称为"心脏 X 综合征"。心脏 X 综合征的确切原因尚不清楚,女性比男性更可能罹患这种疾病。

冠心病的症状特点有哪些

冠状动脉的狭窄会减少流向心脏血液的供应,在剧烈跳动的过程中心脏耗氧更快,这种缺氧变得更加明显。因此对于冠心病患者来说,体力活动可能导致严重的胸痛胸闷或气促。冠心病最常见的症状,是在活动中、进食后或在其他可预见的时间点定期发生的胸痛或不适感,这种现象称为稳定型心绞痛。心绞痛的症状还包括胸闷、胸部麻木感、饱胀或挤压感等。强度、性状或频率改变的心绞痛称为不稳定型心绞痛。不稳定型心绞痛可能是心肌梗死的前兆。在因胸痛而去急诊室的成年人中,约有 30％的人是因冠状动脉疾病引起。心绞痛、呼吸急促、出汗、恶心或呕吐和头昏眼花是心脏病发作或心肌梗死的迹象,此时紧急的医疗救治对挽救生命至关重要。

什么是冠状动脉介入治疗

　　冠状动脉血管成形术,也称为经皮冠状动脉介入治疗,是一种用于张开阻塞的冠状动脉的手术。血管成形术利用微型气囊导管插入阻塞的血管中,通过加压扩张的方式,以帮助扩大血管直径并改善流向心肌的血液供应(图10)。在施行血管成形术的同时,医生通常还会在患者的血管狭窄处植入一种称为支架的小金属丝网管。支架有助于支撑动脉张开,减少其再次变窄的机会。大多数支架都涂有药物以帮助保持动脉畅通(药物洗脱支架)。血管成形术可以改善动脉阻塞的症状,例如胸痛和呼吸急促。在心脏病发作期间,血管成形术也经常用于快速打开阻塞的动脉并减少心肌的损伤。

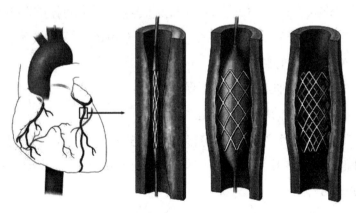

图 10　支架植入术示意图

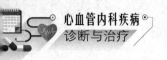

什么时候需要做血管成形术

　　血管成形术常用于治疗冠心病。在以下情况下,可能需要做血管成形术。

　　① 尝试过药物或生活方式的改变,但是这些并不能改善胸痛胸闷症状。

　　② 胸痛(心绞痛)正在恶化,具体表现为发作持续时间增加、发作变得频繁或发作时疼痛较前更加剧烈。

　　③ 得了急性心肌梗死需要快速打通阻塞的血管。

　　血管成形术可以快速打开阻塞的动脉,减少对心脏的损害。血管成形术并不适合所有人。根据你的心脏病程度和整体健康状况,你的医生可能会告知你冠状动脉搭桥手术比血管成形术更适合你。在以下情况下,你可能需要进行冠状动脉搭桥手术。

　　① 你的病变位于将血液带到心脏左侧的一根主要动脉(通常医生称之为左主干血管)。

　　② 你的心肌收缩功能不佳。

　　③ 你患有糖尿病和多处严重动脉阻塞。

　　在冠状动脉搭桥手术中,外科医生将会使用你自身的健康的血管,从身体其他部位绕过动脉的阻塞部分将血液输送到病变远端的心肌。

冠状动脉介入治疗的风险有哪些

尽管与冠状动脉搭桥术相比,血管成形术是一种对患者损伤较小的方法,但该手术仍存在一些风险。最常见的血管成形术风险如下。

1. **病变的动脉再次出现狭窄** 当血管成形术后植入药物洗脱支架时,病变动脉再次阻塞的风险很小(小于5%)。使用裸金属支架时,动脉再次狭窄的风险约为10%至20%。

2. **血栓形成** 即使在手术后,血栓也会在支架内形成。这些血块会阻塞动脉,再次引起冠心病发作。所以医生在术后会告知你,需要将阿司匹林与另一种防止血小板聚集的药物(氯吡格雷或替格瑞洛)联合使用,从而减少在支架中形成血栓的风险,这一点至关重要。术后你需要与你的医生讨论你需要服用这些药物的时间。在未与医生讨论之前,请不要自行中止服用这些药物。

3. **穿刺点出血** 术中医生会在你的腹股沟股动脉或手腕桡动脉处插入导管,术后这些穿刺点可能流血。一般情况下,只会导致瘀斑,但有时极个别会发生严重的出血,可能需要输血或进行外科手术。

血管成形术的其他罕见风险如下。

1. **心绞痛发作** 尽管很少见,但你在手术过程中可能因为冠脉堵塞或狭窄导致心绞痛发作。

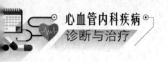
2. **冠状动脉损害**　手术期间你的冠状动脉可能被撕裂或破裂。这些并发症可能需要紧急心外科手术。

3. **肾脏功能损害**　医生在血管成形术和支架置入过程中会使用一种造影剂来帮助诊断,而这种造影剂通过肾脏代谢,可能会引起肾脏损害,特别是肾功能不好的患者,其肾功能损害的风险更大。医生可能会采取措施来保护肾脏,例如限制造影剂的用量,并确保术中及术后充足的补液。

4. **卒中**　在血管成形术中,如果将导管穿过主动脉时斑块破裂而松动,掉落下来的斑块阻塞到脑部的血管则会发生卒中。血块也会在导管中形成,如果血块破裂脱落,则会进入大脑,同样引起卒中。卒中是冠状动脉成形术的极为罕见的并发症,所以医生在手术过程中会使用防止血液凝固的药物(抗凝药)以降低风险。

5. **心律失常**　在介入治疗过程中,心脏可能跳动得太快或太慢。这些心律问题通常是短暂的,但有时需要药物或临时起搏器。

冠状动脉介入治疗之前需要做哪些准备

　　在进行择期的血管成形术之前,你的医生将询问你的病史并进行身体检查。在你进行手术之前,你可能需要进行一些常规辅助检查,包括胸部 CT、心电图和血液检查。血管成形术前,医生将进行冠状动脉造影检查,以检查你心脏的动脉是否阻塞,以及是否可以进行血管成形术治疗。如果你的医生在冠状动脉造影期间发现阻塞,则有可能在术中根据阻塞的程度和部位,决定是否在你的心脏血管内立即进行血管成形术和支架置入术。冠状动脉造影和冠状动脉介入治疗通常都会经同一根导管进行,因此你无须经受第二次血管穿刺。你的医生将为你提供指导以帮助你进行准备。你的医生可能会指示你在血管成形术前调整或停止服用某些药物,例如阿司匹林、非甾体抗炎药(NSAID)或抗凝药。请务必告知医生你目前所服用的所有药物,包括中药和补品。通常,你需要在进行血管造影之前6~8小时禁食禁水。手术当天早上,仅需少量饮水即可服用所需的药物。血管成形术后通常需要留院观察。

冠状动脉介入治疗的具体过程是什么

冠状动脉介入治疗由心脏介入医生和一组专业的心血管护士和技术人员在称为心脏导管室的特殊手术室中进行。血管成形术是通过腹股沟、手臂或手腕区域的动脉进行的。手术不需要全身麻醉。通过静脉输液,使用降低血液凝固性的药物(抗凝剂)。在此过程中,医生将利用一系列设备监测你的心率、脉搏、血压和血液中氧气的水平。手术开始后,医生将使用消毒液在你的腿、臂或腕部区域消毒,并将一块无菌铺巾铺在你的身体上。随后医生将使用局部麻醉药麻醉,并在手术穿刺点切开非常小的切口,然后将一根非常细的导丝插入血管中。借助实时X

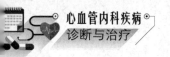

射线,医生将一根细管(导管)穿过你的动脉。一旦导管就位,医生会通过导管注入对比造影剂,从而看到你血管内部的情况,识别冠状动脉阻塞的部位及程度。如果医生决定在术中进行冠状动脉介入治疗,他将会使用一种末端带有小气球的导丝,沿着导管输送至血管狭窄的部位,通过在阻塞部位充气膨胀,从而扩张阻塞的动脉。动脉充分扩张后,再对球囊放气并拔出导丝。如果你的冠状动脉有多处狭窄,则可能会在每个狭窄部位重复该步骤。血管成形术最多可能需要几个小时,具体取决于疏通堵塞部位的难度和数量,以及术中是否出现并发症。你可能会在插入导管的部位感到酸胀。当球囊膨胀扩张动脉时,将暂时阻塞冠状动脉,因此你可能还会感到轻度不适,如同心绞痛再次发作,但是通常在手术过程中你不会感到任何剧烈的疼痛。

大多数进行血管成形术的人同时也会在其阻塞的动脉中放置一个支架。支架看起来像是一团细小的金属丝网,可以支撑着你的动脉壁,有助于防止血管成形术后再次狭窄。植入前,支架以收缩的形态贴附在导丝末端的气囊周围,医生通过动脉将导丝末端输送到达动脉阻塞处,在阻塞处充气使球囊膨胀,弹簧状的支架将会扩张并固定在动脉内部。支架会永久留在动脉中以保持其通畅,并改善流向心脏的血液供应。在某些情况下,可能需要多个支架才能打通血管。一旦支架就位,就将球囊导管放气并取下。支架到位后医生会复查 X 射线图像(血管造影),以确认狭窄的血管是否已完全扩张(图 11)。血管成形术期间植入的大多数支架表面都有药物涂层。支架中的药物会缓慢释放,以帮助防止将来出现斑块堆积和血管再次变窄。放置支架后,医生将开处方药物,例如阿司匹林、氯吡格雷、替卡格雷,以减少支架内血栓的概率。

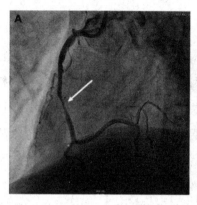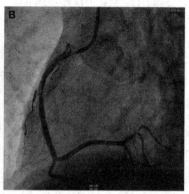

图 11　血管造影图示

A. 支架植入术前,箭头所指处为冠状动脉狭窄处;B. 支架植入术后

冠状动脉介入治疗后应该注意些什么

　　冠状动脉介入治疗后你可能会需要继续住院,监护生命体征并调整药物。通常,你应该能够在血管成形术后的第二周恢复工作及日常生活。术后 1 天内你需要喝一定量的水(平均每小时 60~100 mL)以加快排出体内的造影剂。术后一周应避免剧烈运动和举起重物。向你的医生或护士咨询有无其他活动限制。如果发生以下情况,请立即联系医生或医院工作人员。

　　① 导管穿刺的部位开始流血、肿胀或出现疼痛不适。

　　② 有感染迹象,例如发红,肿胀,流脓或发烧,腿部或手臂的

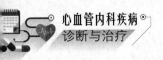

温度或颜色发生了变化。

③ 出现头晕或乏力。

④ 出现胸痛或呼吸急促。

必须严格遵循医生的建议,使用抗血小板药物——阿司匹林、氯吡格雷、替卡格雷或类似药物进行治疗。已经放置了药物洗脱支架的患者将需要同时服用阿司匹林＋氯吡格雷或替卡格雷至少 6 个月到 1 年的时间。术后你需要与医生讨论你服用这些药物的时长。大多数接受支架置入术的患者都需要终身服用阿司匹林(或氯吡格雷、替卡格雷等某一种抗血小板聚集药物)。在未与医生讨论之前,请不要中止服用这些药物。如果你有任何疑问或需要任何其他类型的手术,请在停止使用这些药物之前联系心内科医生。

冠状动脉介入治疗大大增加了冠心病患者的预期寿命,现已成为大部分冠心病患者的首选治疗方案。通过手术治疗,患者胸痛胸闷的症状会得到减轻,生活质量及运动能力也将得到改善。但需要强调的是,进行血管成形术和支架植入术并不意味着心脏病已经根治。你需要继续保持健康的生活方式,并按照医生的指示服药。如果遇到与手术前相似的症状,例如胸痛或呼吸急促,请联系医生。如果在休息时出现胸痛或含服硝酸甘油没有效果,请立即拨打 120 至最近的胸痛中心进行进一步检查。

为了在冠状动脉介入治疗后保持心脏健康,你应该:

① 戒烟;

② 降低胆固醇水平;

③ 低脂饮食；

④ 保持健康的体重；

⑤ 控制其他慢性疾病,例如糖尿病和高血压；

⑥ 定期运动；

⑦ 遵医嘱服用药物。

安装支架后,血管会不会再次变窄, 如果发生再狭窄怎么办

是的,支架并不意味着一劳永逸。事实上,支架内再狭窄一直是个问题。从早期的裸金属支架到常用的药物涂层支架,再狭窄率从30%左右下降到10%,相对较好的血管状况可以达到5%。但是,这个概率很大程度上取决于患者的用药和生活方式的改善。再狭窄高峰一般发生在术后1年内,需要定期复查,一旦发现问题及时处理。一年后,不代表绝对安全,还是要遵医嘱服药,坚持健康的生活方式。

术后需要定期复查。如果再次出现严重的心脏不适,应根据医生的建议复查冠状动脉CT或冠状动脉造影,并确定下一步治疗方案,通常为如下几类。

① 加强或调整药物治疗,对桥接血管或自身冠状动脉的病变部位进行介入治疗(球囊扩张或重新植入支架)。

② 少数患者(年龄较小、靶血管条件较好、心功能允许、有足够的搭桥材料)可以考虑开胸搭桥(已经搭桥的患者应更仔细评

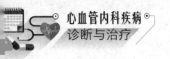

估是否需要再次开胸搭桥)。

记住,任何治疗都是暂时的缓解,还要继续吃药,调整生活方式。不要因为手术而不习惯在医院吃饭,出院后因为"手术损伤"而大补。饮食要适度,仍然要坚持"低动物脂肪、低胆固醇、低热量、富含维生素及纤维素"和合理营养素比例的饮食。

什么是冠脉杂交手术

"心脏杂交手术"的概念最早是由英国学者安格利尼(Angelini)于 1996 年提出的,即结合微创小切口冠状动脉旁路移植术(外科技术)和经皮冠状动脉介入术(内科技术)治疗冠心病合并多支血管疾病的患者。搭桥采用微创切口,左乳房下只有一个 6 cm 左右的切口,不劈开胸骨。

严重冠心病的血运重建是冠心病治疗的难点,最合适的治疗方法仍有争议。当这些患者去看心脏外科医生时,可能会建议他们做冠状动脉旁路手术;去找心内科专家,得到的建议可能是支架植入。其实,这两种方法在治疗具有多血管病变的冠心病方面各有如下优缺点。

多血管病变仍首选搭桥手术,因为血管中长期通畅率高。传统的搭桥是在胸部正中切开,创伤很大。所以不难理解,只要能选择支架手术的方式,人们是不愿意选择搭桥手术的。但即使患者可以接受搭桥,搭桥也不是完美的:心脏三大血管中,前降支(心脏最重要的血管)会用动脉桥接,效果良好;但合适的动脉可能不够用，其他血管中最常用的是大隐静脉，在短期和长期通畅率上并不理想（静脉血管承担动脉的重要任务，其"寿命"会受到影响），这已成为制约搭桥手术长期临床预后的重要因素。

支架手术最大的优势在于微创手术，但作为专业医生，除了创伤，还要考虑疗效，比如支架的长期再狭窄。

基于以上原因，认为支架治疗非前降支病变比大隐静脉搭桥更有优势。

因此，混合手术的目的是取长补短，保持远期通畅率高的前降支旁路，在其他病变血管内植入支架，以保证疗效，尽量减少创伤。这就是混合手术的概念。

一站式混合手术是同时完成手术搭桥和内科支架手术。患者不需要在手术室之间转移，也不需要进行两次麻醉和消毒，大大降低了手术和术后并发症的风险。但是对操作人员和手术室要求很高，需要在专门的复合手术室（又称杂交手术室）进行。

什么是药物涂层球囊

长期以来，血管成形术中药物洗脱支架植入一直是冠状动脉狭窄的标准介入治疗方法。涂有药物的支架有助于防止将来斑块积聚和血管再次狭窄。但如上所述，药物涂层支架植入后，患者需要同时服用阿司匹林、氯吡格雷或替卡格雷至少6个月至1年，血管内异物的植入也会对患者造成一定的心理负担。药物涂层球囊作为一种新的介入治疗技术，有望使冠心病患者摆脱

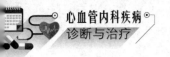

支架植入的困扰。药物涂层球囊的设计理念是在球囊表面包覆抗内膜增生药物。当球囊到达病变血管壁并扩张接触血管壁内膜时，药物可通过撕裂血管内膜，在压力下迅速释放局部血管壁内转移的药物，起到局部抗内膜增生的作用，从而防止血管介入后的再狭窄。

药物涂层球囊技术的关键是在球囊表面施加单剂量的抗组织增生药物，使其在球囊扩张后的极短时间内迅速、均匀、充分地转移和释放到血管壁内，发挥长期的生物活性，从而起到抑制内膜增生的作用。药物涂层球囊与药物洗脱支架一样，是一种基于导管的局部给药装置，通过携带抗增殖药物来抑制内膜增生。但是，与药物洗脱支架相比，药物涂层球囊携带的药物在球囊膨胀的瞬间(通常不超过 30 秒)就能迅速释放并分散到血管壁。药物涂层球囊是基于药物均匀释放和无聚合物的新概念设计的新型装置，可减少或避免药物洗脱支架引起的支架内血栓形成，减少抗血小板药物的使用时间和出血风险。而且为支架内再狭窄、血管分叉病变、小血管病变、血管严重弯曲钙化等不适合或不能植入支架的情况提供了新的选择，弥补了药物洗脱支架的不足。然而，药物涂层球囊技术并不完善，如不能抵抗血管壁的弹性回缩，不能解决血管撕裂剥离引起的急性血栓形成，其安全性有待验证。目前正在研制新一代药物涂层球囊并验证其作用，有望解决上述缺陷，值得期待。

什么是生物可吸收支架 ⊃━━

    药物涂层球囊可以帮助冠心病患者摆脱支架植入的困扰。此外,科学家还有另一种方法可以解决冠心病患者的异物植入问题,即生物可吸收支架。药物洗脱支架在植入早期完成抑制血管弹性回缩和新生内膜过度增生的功能后,不再需要继续存在于血管中;此外,金属支架可能有诱发炎症反应、新生动脉粥样硬化和支架断裂等风险,也可能影响正常的血管舒缩功能。于是,可被人体逐渐吸收和降解的生物可吸收支架应运而生。其优点主要是在植入初期提供血管的径向支撑,避免血管弹性回缩;完全吸收后,解除支架对血管的束缚,恢复正常的舒张和收缩功能。其他潜在的优势包括没有金属支架伪影,不会影响后续的影像检查和外科搭桥术。

    我国自主研发的 XinSorb 生物可吸收支架经过数年临床验证,效果及安全性与传统金属药物洗脱支架相当,即使与进口生物可吸收支架或金属支架的金标准——雅培 XIENCE 支架相比也毫不逊色,有望成为药物洗脱支架的下一个替代品。

心力衰竭药物治疗

心力衰竭的药物治疗包括哪几个方面

心力衰竭的药物治疗包括三个方面:一是排出体内过多的液体;二是延缓或防止心力衰竭进展;三是缓解心力衰竭的症状。

如何处理心力衰竭患者体内液体过多

过量的盐(主要为钠盐)和水潴留在人体内,导致血管内和血管外液体容量异常增加是造成心力衰竭临床症状的主要原因。临床上主要使用利尿剂治疗。尽管洋地黄和低剂量血管紧张素转换酶抑制剂(ACEI)也可以增强尿钠排出,但是大多数患者还需利尿剂才能维持合适的水钠平衡。并且使用 ACEI 代替利尿剂还可能出现肺水肿和外周充血等不良反应。利尿剂诱导的被动水钠平衡可以改善左心室扩张、功能性二尖瓣关闭不全、室壁压力过高和心内膜下缺血,从而改善患者的症状。

利尿剂是否能够降低心力衰竭的死亡率 :⊃━━━

在短期临床试验中,利尿剂治疗可以改善肺淤血和外周水肿、降低颈静脉压和减轻体重,这在治疗初期的患者身上即可观察到。在中长期观察中,利尿剂可以改善心力衰竭患者心脏功能、临床症状和运动耐量。但是到目前为止,还没有心衰患者长期使用利尿剂的临床研究,所以利尿剂对心力衰竭发病率和死亡率的影响尚不可知。尽管通过临床试验的回顾性分析认为使用利尿剂与预后不良有关,但是一项系统综述指出利尿剂治疗可减少死亡率和减缓心衰发展,但是鉴于这篇综述的回顾性本质,这篇分析不能作为推荐使用利尿剂以降低心力衰竭死亡率的正式证据。

利尿剂有哪些种类 :⊃━━━

根据药物作用机制、作用于肾单位的解剖学位置和利尿的形式(溶质或水),利尿剂有许多分类方法。最常用的分类方法融合了化学结构(噻嗪类利尿剂)、作用位置(髓袢利尿剂)和临床结果(保钾利尿剂)。髓袢利尿剂如呋塞米、托拉塞米,能最大增加 $20\%\sim25\%$ 滤过钠排出,增强自由水清除并维持肾脏功能(除非肾功能极度损坏)。而噻嗪类利尿剂只增加 $5\%\sim10\%$ 滤

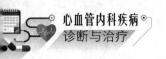

过钠排出,可能会降低自由水清除,且对于肾损伤(肌酐清除率<40 ml/min)的患者无效。所以,髓襻利尿剂在大多数心衰患者中是比较好的利尿剂。增加水排出的利尿剂包括地美环素(去甲金霉素)、血管加压素 V2 受体拮抗剂,这些药物通过不同机制抑制血管加压素作用于集合管,增加自由水清除。造成溶质性利尿的药物有两类:一是渗透性利尿剂,通常是一类不能被肾小管重吸收的溶质,渗透性地将水和其他溶质保留在肾小管管腔内;二是选择性抑制肾小管上皮离子转运通道的药物,这也是大部分临床药物的作用机制。

髓襻利尿剂有哪些

髓襻利尿剂包括呋塞米、布美他尼和托拉塞米。髓襻利尿剂的作用机制是可逆地抑制肾小管髓襻升支粗段上皮细胞顶端膜 Na^+-K^+-$2Cl^-$ 同向转运体。血液中呋塞米、布美他尼和托拉塞米广泛结合于血浆蛋白,所以这些药物通过滤过膜直接进入肾小管是有限的。但是这些药物还能被近端小管上的有机酸转运系统分泌入管腔,结合于髓襻升支的管腔膜 Na^+-K^+-$2Cl^-$ 转运体上的位点,因此髓襻利尿剂的效率取决于两方面——有效肾血浆流量和近端小管对于这些药物的分泌作用。丙磺舒通过竞争性抑制有机酸转运系统影响呋塞米的分泌而改变呋塞米血浆浓度效应曲线。口服呋塞米的生物利用度在 $40\%\sim70\%$,而口服布美他尼和托拉塞米的生物利用度超过 80%。因此,尽管布美他尼、托拉塞米花费相对较高,但对于进展期心衰和右心衰更为有效。另一种髓襻利尿剂,依地尼酸,起效时间更慢且有延迟,部分可逆。磺胺过敏的心衰患者使用依地尼酸可能更加安全。

噻嗪类利尿剂有哪些

苯并噻二嗪,是一种阻断髓襻升支皮质部分和远曲小管Na^+-Cl^-转运体的合成药物。临床中将药理学作用与之相似的药物称为类噻嗪类利尿剂,尽管这些药物在技术上并不是苯并噻二嗪的衍生物。噻嗪类利尿剂包括氯噻嗪、氢氯噻嗪、环戊噻嗪、苄氟噻嗪及氯噻酮等,临床上最常用的是氢氯噻嗪。因为噻嗪类和类噻嗪类利尿剂防止尿液的最大稀释,可降低肾脏自由水清除率的能力,所以这些药物可能造成低钠血症。噻嗪类利尿剂增加远端肾单位Ca^{2+}的重吸收,偶尔导致血清Ca^{2+}小幅度上升。相反,Mg^{2+}重吸收减少,长期使用噻嗪类利尿剂可出现低镁血症。NaCl和水进入集合管增多直接增强K^+和H^+的分泌可导致低钾血症。

盐皮质激素受体拮抗剂(MRA)有哪些

盐皮质激素,比如醛固酮,可通过结合特定的盐皮质激素受

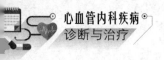
体导致盐和水的潴留以及 K^+ 和 H^+ 分泌的增加。螺内酯(第一代 MRA)和依普利酮(第二代 MRA)是合成的 MRA,作用于远端肾单位,抑制醛固酮的作用位点,利尿作用较弱,但因其保 K^+ 作用,通常可与髓襻利尿剂或噻嗪类利尿剂合用,防止低 K^+ 血症的发生。

什么是留钾利尿剂

　　氨苯蝶啶和阿米洛利是留钾利尿剂,两者作用相同,均导致 NaCl 分泌轻度增加,还有抗尿钾排泄作用。氨苯蝶啶是吡嗪酰胍衍生物,而阿米洛利是蝶啶衍生物。两种药物的有机碱被运送至近端肾小管,阻断远端小管末端和集合管 Na^+ 重吸收。但是因为心衰 Na^+ 潴留主要发生于近端肾小球,心衰患者单独使用阿米洛利或氨苯蝶啶时并不能有效达到负 Na^+ 平衡(摄入 Na^+ 少于排出 Na^+)。阿米洛利和氨苯蝶啶的作用机制相似。大量的证据显示阿米洛利阻断远端肾小管末端和集合管主细胞管腔膜的 Na^+ 通道,可能是通过在 Na^+ 通道孔内带阴性电荷区域与 Na^+ 竞争。阻断 Na^+ 通道导致肾小管管腔膜超级化,减少了 K^+ 分泌入管腔所需的电化学梯度提供的驱动力。阿米洛利和其衍生物也抑制肾上皮细胞和许多其他细胞的 Na^+/H^+ 逆向转运体,但是发生此作用的药物浓度高于临床使用此类药物的浓度。

什么是碳酸酐酶抑制剂

碳酸酐酶是一种含锌金属酶,在近端小管 $NaHCO_3$ 的重吸收和酸的分泌中非常重要。尽管碳酸酐酶抑制剂(如乙酰唑胺)的利尿作用弱,但是它能强效抑制碳酸酐酶,导致近端小管重吸收 $NaHCO_3$ 减少。心衰患者使用此类药物主要是暂时使用以纠正代谢性碱中毒,代谢性碱中毒常出现于服用其他利尿剂后。但重复使用此类药物可导致代谢性酸中毒和严重低钾血症。

什么是钠-葡萄糖转运体 2 抑制剂

钠-葡萄糖同向转运体 2(SGLT-2)是高容量低亲和性转运体,位于肾近端小管的 S1 和 S2 节段。SGLT-2 占肾葡萄糖重吸收的 90%,位于近端小管 S3 节段。低容量高亲和的 SGLT-1 占葡萄糖吸收的 10%。SGLT-2 也参与近端小管 Na^+ 的重吸收和 Cl^- 的被动重吸收。近端小管 Na^+、Cl^- 吸收增加导致远端小管 Cl^- 浓度降低,进而通过管球反馈导致入球小动脉扩张和肾小球滤过增加。SGLT-2 抑制剂可抑制肾近端小管钠和葡萄糖 1∶1 等渗吸收,导致远端小管 Cl^- 浓度增加,重置管球反馈机制,不经过交感神经系统而导致血浆容量收缩。SGLT-2 抑制剂包括坎格列净、达格列净和恩格列净。

临床研究显示恩格列净使 2 型糖尿病合并心血管疾病患者的心因性死亡减少了 38%、心衰入院减少了 35%。恩格列净减少心衰事件的准确机制不明,但这可能不仅仅是单纯降糖作用,可能继发于额外的作用机制,包括肾脏保护、增强利尿、提高心脏代谢和改善血管硬化等作用。基于这些结果,许多 SGLT-2 抑制剂作用于心衰的临床试验正在进行中,2019 年恩格列净获得 FDA 认可,用于降低慢性心力衰竭患者的心因性死亡和因心衰入院的风险。

什么是加压素拮抗剂

心衰患者循环垂体激素精氨酸加压素(AVP)增加,可导致全身血管阻力增加和水潴留。AVP 与三种受体结合而产生作用,分别是 V1a、V1b 和 V2 受体。选择性 V1a 拮抗剂作用于外周血管平滑肌细胞阻断 AVP 血管收缩作用,选择性 V2 拮抗剂作用于集合管上皮细胞顶端膜,抑制水通道蛋白募集,减少集合管重吸收水的能力。联合使用 V1a 和 V2 拮抗剂可降低系统性血管抵抗和防止心衰患者发生稀释性低钠血症。

AVP 拮抗剂伐普坦类药物可选择性阻断 V2 受体(比如托伐普坦、利伐普坦和沙他伐坦)或非选择性阻断 V1a 和 V2 受体(比如考尼伐坦)。所有四种 AVP 拮抗剂都能增加尿量,降低尿渗透性并且不影响钠排出。V2 选择性受体拮抗剂托伐普坦长期使用不改善死亡率,但是在进展期心衰患者中使用更加安全。

最近,2种AVP拮抗剂——考尼伐坦和托伐普坦,经FDA批准用于治疗心衰患者低钠血症。但是现没有一种此类药物批准用于治疗心衰。如低钠血症在经过传统治疗(包括限制饮水和最大剂量使用ACEIs或ARBs,这可阻断或降低血管紧张素Ⅱ)后依旧存在,可考虑使用此药。

心力衰竭患者如何使用利尿剂治疗

患者容量超负荷或有体液潴留可使用利尿剂以减轻症状。在有症状的患者中,利尿剂应该与神经激素拮抗剂合用以延缓病情发展。当患者症状较重或肾功能不全,通常需要袢利尿剂。利尿剂应以低剂量起始,逐渐增加剂量以减轻体液超负荷的症状和体征。对于肾功能正常的充血性心衰患者,呋塞米的经典起始剂量是20 mg,但通常需要40~120 mg的剂量才能达到合适的利尿作用。因为髓袢利尿剂的剂量-反应曲线和有效阈值因人而异,所以找到髓袢利尿剂明显利尿作用的合适剂量非常重要。一旦患者达到合适剂量,应记录每日液体出入量和体重。

尽管呋塞米是最常使用的髓袢利尿剂,但是口服呋塞米的生物利用度大概仅有40%~79%,因此生物利用度高的布美他尼和托拉塞米可能更佳。不同情况下髓袢利尿剂用法用量有所区别。除托拉塞米外,常用的髓袢利尿剂作用时间短暂(<3小时),因此髓袢利尿剂通常需要一日服用两次。静脉注射利尿剂

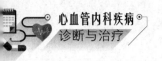
可缓解急性心力衰竭。使用短效髓襻利尿剂达到利尿作用后，增加服用次数至每日两次甚至三次比单次大剂量使用利尿作用更好且生理干扰更少。一旦水钠潴留缓解，利尿治疗应该持续以防止钠水重新潴留，保持患者理想体重。

使用利尿剂有哪些不良反应

　　使用利尿剂的心衰患者应该常规监测并发症。使用利尿剂的主要并发症包括水电解质代谢紊乱、血容量不足和严重的氮质血症。评估的间隔应该基于疾病的严重程度、肾功能、合用药（比如 ACEI、ARB 和醛固酮拮抗剂）、电解质紊乱史和强化利尿治疗的需求。

1. 电解质代谢紊乱

　　使用髓襻利尿剂可导致 K^+ 不足，可能会诱发严重心律失常。循环中醛固酮水平升高或使用远端肾小球利尿剂（增加远端肾单位 Na^+ 运输）可增加进展期心衰患者尿 K^+ 排出而导致低钾血症的发生。食用盐吸收的水平也会影响利尿剂的尿 K^+ 排出。

　　因心衰患者经常使用在低钾血症情况下易诱发心律失常的药物（比如地高辛、Ⅲ类抗心律失常药、β受体阻滞剂和磷酸二酯酶抑制剂），许多有经验的心衰医生支持血钾应该维持在 4.0～5.0 mmol/L。低钾血症可通过口服 KCl 预防。正常饮食每日摄入 K^+ 在 40～80 mmol。因此增加 50% 的摄入需要每日额外补充

$20\sim40$ mmol 的 K^+。如果需要补充剂,应该首先使用口服钾补充剂,静脉补钾风险较高,除急救之外应尽量避免。使用醛固酮受体拮抗剂可防止低钾血症的发展。

使用醛固酮受体拮抗剂也可能会产生威胁生命的高钾血症,特别是在合用 ACEI、ARB 或 ARNI 时。在开始醛固酮受体拮抗剂治疗后,钾补充剂应逐渐停用,患者应该避免食用高钾食物。两种新型钾结合剂 Patiromer 和锆环状硅酸钠已在有高钾血症的心衰患者中进行试验。Patiromer 是一种非吸收的阳离子交换多聚物,有钙-山梨糖醇反离子,通过结合胃肠道腔内的 K^+ 而在首剂 7 小时内降低血钾。Patiromer 被 FDA 批准用于治疗高钾血症,但是因为起效时间缓慢,不能用于威胁生命的高钾血症的急救。临床试验显示这些治疗能降低合并慢性肾疾病且使用肾素血管紧张素醛固酮系统(RAAS)抑制剂的心衰患者的血钾,防止高钾血症复发。

利尿剂也和其他的电解质代谢紊乱有关,包括低钠血症、低镁血症。低钠血症通常在 RAAS 高度激活和高血管加压素的心衰患者中出现,高强度利尿也可能导致低钠血症发生,一般可通过严格限制饮水治疗。髓襻利尿剂和噻嗪类利尿剂都可能导致低镁血症,导致肌无力和心律不齐。在出现低镁血症的体征或症状(心律失常、肌肉痉挛)时,应进行补镁治疗,大剂量使用利尿剂或接受大量 K^+ 替代治疗的患者可常规使用补镁治疗。噻嗪类利尿剂导致的中度高血糖或高脂血症通常无须特殊处理。利尿剂导致的代谢性碱中毒可通过增加 KCl 补充剂、降低利尿剂剂量或短暂使用乙酰唑胺治疗。

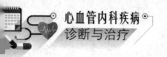

2. 低血压和氮质血症

大量使用利尿剂可能会导致血压、运动耐量降低和疲劳增加,甚至产生肾功能损伤。血容量不足的患者在降低利尿剂使用剂量或频率之后低血压的症状通常好转。但是大部分患者使用利尿剂后血压仅轻度下降,不会导致患者出现症状,在这些患者中无须减少利尿剂剂量。

3. 神经激素激活

利尿剂可能增加心衰患者内源性神经激素系统的活性导致疾病进展,但患者可同时接受神经激素拮抗剂治疗(比如 ACEI、β受体阻滞剂)。

4. 耳毒性

依他尼酸的耳毒性比其他髓襻利尿剂的耳毒性更高,可以表现为耳鸣、听力受损和耳聋。听力受损和耳聋通常是可逆的,但也存在少数不可逆的案例。快速静脉注射出现耳毒性的概率较高,口服出现耳毒性的概率较低。

什么是利尿剂抵抗

利尿剂通过排出溶质以排出水,牺牲了肾小球滤过功能,可能反过来激活一系列的内环境稳定机制,最终限制利尿剂的有效性。在正常的患者中给予一定剂量利尿剂,其利尿作用随着时间衰减导致"刹车现象"。研究表明给予一定剂量后利尿作用的时间依赖性主要取决于细胞外液的下降。细胞外液的下降导致近端小管溶质和液体重吸收增加,还可激活交感神经系统,通过减少肾血流量减少尿 Na^+ 的分泌,刺激肾素(最终是醛固酮)释放,增加肾单位 Na^+ 的重吸收。强效髓襻利尿剂的利尿作用在心衰患者中也可能下降,特别是在心衰进展时。尽管这些药物的生物利用度在心衰患者中通常不会下降,但是它们吸收率的潜在延迟可能导致髓襻升支粗段管腔内药物峰值不足以产生最大的利尿作用。静脉使用呋塞米可以避免这个问题,但即使是静脉注射使用,也可观察到在心衰患者管腔内利尿浓度和利尿效果之间存在一个明显陡峭的剂量-反应曲线。

除激活交感神经系统和药代动力学的变化外,利尿剂抵抗的发生可能有以下几个原因。首先,除托拉塞米外,大多数髓襻利尿剂是短效药物。因此经过一段时间的利尿,血浆中和小管内液体的药物浓度常低于利尿阈值,在这种情况下肾钠重吸收不再被抑制。在肾上腺能神经系统和肾素-血管紧张素系统(RAS)过度激活的患者中,如果饮食 NaCl 摄入过量,利尿后 NaCl 潴留可能超过最初的利尿作用。第二,进展期心衰患者的肾脏对内源性利钠肽的反应性降低。第三,利尿剂增加到达远端肾单位的溶质,导致上皮细胞肥大增生。尽管引起远端肾单位结构和功能改变的利尿信号机制不清,但是长期使用髓襻利尿剂增加远端集合管和皮质集合管 Na^+-K^+-ATP 酶的活性,也增加远端肾单位噻嗪敏感 Na^+-Cl^- 逆向转运体的数量,将导致肾溶质重吸收能力增加 3 倍。

在心衰患者中,心功能和(或)肾功能急剧下降、患者无依从性服药或饮食可能会导致利尿抵抗。除了这些明显的原因,询

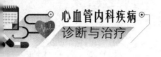

问患者是否同时使用的对肾脏功能有不良反应的药物十分重要,比如 NSAID 和 COX_2 抑制剂、某些抗生素(如甲氧苄啶)。

有哪些药物可以延缓或防止心力衰竭病情的进展

延缓或防止心力衰竭病情进展的药物包括:①血管紧张素转换酶抑制剂(ACEI);②血管紧张素 II 受体阻滞剂(ARB);③血管紧张素受体脑啡肽酶抑制;④β 肾上腺素受体阻滞剂;⑤盐皮质激素受体拮抗剂(MRA);⑥联合使用肼屈嗪和硝酸异山梨酯;⑦I_f 通道抑制剂;⑧肾素抑制剂。

血管紧张素转换酶抑制剂(ACEI)是什么

血管紧张素转换酶抑制剂(ACEI),可抑制血管紧张素转换酶,减少血管紧张素 I 转化为血管紧张素 II,而降低 RAA 系统活性。ACEI 可改善心衰患者预后。来自数个临床试验的数据都表明 ACEI 应该用于有症状或无症状的射血分数降低(<40%)的心衰患者,且无症状的左室功能异常患者使用 ACEI,发展成有症状的心衰患者更少,住院率更低。所有安慰剂对照的慢性心衰试验都显示死亡率的降低,且在严重心衰的患者中受益最大,可稳定左室重构,改善患者症状,减少入院,延长寿命。因体液潴留可降低 ACEI 的作用,最好在开始使用 ACEI 之前调整利尿剂到最佳剂量。但是,在开始使用 ACEI 时也需要

减少利尿剂的剂量以防止系统性低血压。ACEI 应该以低剂量起始,逐渐增加剂量至可耐受最大剂量。应该在开始使用 ACEI 后 1~2 周内评估患者血压、肾脏功能和血钾,特别是在有氮质血症、低血压、低钠血症、糖尿病或服用钾补充剂的患者。需要注意的是,突然停止使用 ACEI 可能导致临床病情恶化,在没有威胁生命的并发症时应该避免。

ACEI 有什么不良反应

ACEI 的不良反应主要与对 RAS 的抑制作用有关。在治疗初期常常出现低血压和轻微氮质血症,但是患者逐渐可以耐受,并不需要降低 ACEI 的剂量。但是如果低血压伴头晕或肾功能不全恶化,需要降低 ACEI 的剂量。如果患者同时服用钾补充剂或保钾利尿剂,易导致高钾血症,可能需要降低 ACEI 剂量。ACEI 与激肽作用增强有关的负作用包括干咳($10\%\sim15\%$)和血管性水肿(1%)。若患者出现干咳或水肿而不能耐受 ACEI,推荐使用 ARB。若患者因高钾血症或肾功能不全而不耐受 ACEI,使用 ARB 也极大可能有此不良反应,这些患者可以联合使用肼屈嗪和硝酸酯类。

血管紧张素受体拮抗剂(ARB)是什么

血管紧张素受体拮抗剂(ARB),可拮抗血管紧张素与受体

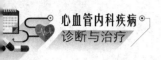

结合,而抑制 RAS 系统。对于因咳嗽、皮疹或血管性水肿而不耐受 ACEI 的患者,ARB 可良好耐受,因此 ARB 可以用于射血分数小于 40% 的有症状或无症状且不耐受 ACEI 者。尽管 ACEI 和 ARB 都抑制 RAAS,但是它们的机制是不同的。ACEI 抑制将血管紧张素 I 转换成血管紧张素 II 的酶,而 ARB 阻断血管紧张素 II (作用于血管紧张素 I 型)受体。现在许多 ARB 类药物可用于治疗高血压,其中氯沙坦、缬沙坦和坎地沙坦这三种药物在心衰患者中进行过大量评估广泛应用于临床。同 ACEI 一样,在开始使用1～2周内或剂量改变时随访患者血压、肾功能和血钾情况。

在不耐受 ACEI 的有症状的心衰患者中,大量的临床证据表明 ARB 降低心衰发病率和死亡率的效果与 ACEI 是相同的。尽管一项系统综述显示 ARB 和 ACEI 对总体死亡和心衰入院的影响相似,在心肌梗死后一线药物是 ARB 而不是 ACEI,但是共识认为治疗心衰的一线用药依旧是 ACEI,而 ARB 适用于 ACEI 不耐受患者。

ARB 有什么不良反应

ACEI 和 ARB 对血压、肾功能和钾的影响相似,所以这两种药物的症状性低血压、氮质血症和高钾血症的不良反应相似。尽管使用 ACEI 发生血管性水肿的概率低,但是接受 ARB 的患者中也有报道。在 ACEI 和 ARB 都不耐受的患者中,联合使用肼屈嗪和硝酸酯类是一种治疗选择。但是需要服用的药物数量多且不良反应发生率高,因此患者依从性低。

抗心衰,有新药可用吗

确实有新药。2018 年心衰指南中确实推荐了一种新型抗心衰药物——血管紧张素受体脑啡肽酶抑制剂(ARNI),代表药物为沙库巴曲缬沙坦钠片。从名字也可以看出,该药物中一半的有效成分为沙坦类药物,另一半为脑啡肽酶抑制剂沙库巴曲。这样既可以发挥前者舒张血管、改善水肿和减轻心脏负荷的作用,又可以发挥后者排钠利尿、舒张血管和保护心脏的作用。从目前的用药经验来看,该药物适用于射血分数降低(<40%)且病情稳定的慢性心衰患者(心功能Ⅱ级～Ⅲ级),具体请遵医嘱。但需要注意的是,虽然新型抗心衰药物的呼声"一浪高过一浪",但传统"金三角"并没有被"拍死在沙滩上",目前依旧是临床上抗心衰治疗的基本方案。药物新不新不重要,适合自己的病情才算好,患者们绝对不能擅自换药,一定要在心内科医生指导下规律用药。

ARNI 是什么

ARNI 是一类拮抗 RAAS 和抑制脑内肽酶的新开发药物。

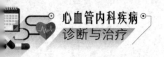

第一种药物是缬沙坦(AT1 受体抑制剂)和沙库巴曲(脑啡肽酶抑制剂)的 1∶1 混合分子物。ARNI 减慢了利钠肽、缓激肽和肾上腺髓质素的降解,因此增强了利尿、排钠和心肌舒张作用。这个药物也抑制肾素和醛固酮分泌,通过选择性阻断血管紧张素Ⅰ型受体减轻血管收缩、水钠潴留和改善心肌肥厚。

2021 年欧洲心脏病学学会《心力衰竭指南》提出,对于射血分数降低的患者,沙库巴曲缬沙坦可替代 ACEI,以降低心衰住院和死亡风险;对于之前未使用过 ACEI 的此类患者,起始就可用沙库巴曲缬沙坦治疗。射血分数轻度下降或者正常的心衰患者,心功能Ⅱ级～Ⅳ级,也可用沙库巴曲缬沙坦治疗。

ARNI 有什么不良反应

ARNI 与低血压(18%)、高血钾(12%)、咳嗽(5%)和极低发生率的血管性水肿有关。联合口服脑啡肽酶抑制剂和 ACEI 会导致血管性水肿,所以不能联合使用 ACEI 和 ARNI。对于将 ACEI 换至沙库巴曲缬沙坦的患者,在开始使用沙库巴曲缬沙坦之前,ACEI 应该停止使用 36 小时,以减小重叠使用 ACEI 和脑啡肽酶抑制剂所致的血管性水肿的发生率。沙库巴曲缬沙坦的另一个不良反应是导致脑中 β-淀粉肽的降解,理论上会导致淀粉样蛋白沉积。

β 肾上腺素受体阻滞剂是什么

β 肾上腺素受体阻滞剂治疗对射血分数降低的心衰患者有极大的好处。β 受体阻滞剂通过竞争性抑制一种或多种 α 和 β 肾上腺素受体(α_1、β_1 和 β_2)降低中枢神经系统持续激活带来的有害影响。大多数交感激活带来的有害作用是由 β_1 肾上腺素受体所引起的。当与 ACEI 合用时,β 受体阻滞剂逆转了左心室重构的过程,改善患者症状,降低住院率并可延长预期寿命。因此有症状和无症状的射血分数低于 40% 的患者都可以使用 β 受体阻滞剂。三种 β 受体阻滞剂可以有效降低慢性心力衰竭患者的死亡风险:比索洛尔、琥珀酸美托洛尔缓释片(竞争性抑制 β_1 受体)和卡维地洛(竞争性抑制 α_1、β_1 和 β_2 受体)。大量的临床试验研究显示大多数心衰患者(>85%)可以很好耐受 β 受体阻滞剂治疗,包括有糖尿病、慢性阻塞性肺疾病和外周血管疾病的患者。然而一部分患者(10%～15%)因浮肿或症状性低血压而无法耐受。

使用 β 受体阻滞剂的注意事项是什么

与使用 ACEI 相似,使用 β 受体阻滞剂应该低剂量起始,逐渐增加剂量。β 受体阻滞剂的剂量应该增加到临床试验所报道

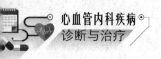
的有效剂量。但是不同于 ACEI 剂量可以较快速地增加,β受体阻滞剂的剂量应该在不少于 3 天时间上缓慢增加。因为开始使用β受体阻滞剂和增加β受体阻滞剂剂量可能导致水潴留,所以在开始使用β受体阻滞剂之前,优化利尿剂的剂量十分重要。在β受体阻滞剂开始使用的 3～5 天内可能出现水潴留增加,表现为体重增加或心衰症状恶化,通常可以使用利尿剂治疗。患者不需要在高剂量使用 ACEI 的基础上考虑使用β受体阻滞剂,因为大多数纳入β受体阻滞剂试验的患者没有使用高剂量 ACEI。而且,低剂量 ACEI 基础上联合使用β受体阻滞剂,相较于高剂量 ACEI 加用β受体阻滞剂,更加可以改善症状并进一步降低死亡风险。最近的研究表明,只要心衰住院患者病情稳定,不需要针剂治疗,就可以安全使用β受体阻滞剂。

β肾上腺素受体阻滞剂有什么不良反应

β受体阻滞剂的不良反应与干扰肾上腺素能神经系统有关。β受体阻滞剂治疗可以引起疲劳乏力,大多数患者疲劳在几周或几月之后自动消失,但是也可能严重到需减少β受体阻滞剂的剂量或停用。使用β受体阻滞剂也可能导致心率过缓并加重心脏传导阻滞。而且β受体阻滞剂(特别是具有 α_1 受体阻滞效应的药物)具有引起血管舒张的不良反应。因此如果心率低于 50 次/分钟或二度及以上房室传导阻滞或发生症状性低血压,应该降低β受体阻滞剂的剂量。在急性心衰时可继续使用β受体阻滞

剂,但可能需要降低剂量。支气管痉挛的哮喘患者不推荐使用β
受体阻滞剂。

明明是心衰,医生为啥让吃降压药

心衰患者的药物治疗,大多数离不开β受体阻滞剂和
ACEI/ARB 类药物,这两种都是常见的降压药。不少患者不禁
疑惑:明明是心衰,医生为什么让吃降压药?

心内科门诊中常听患者说"××洛尔""倍他乐克",这些是指
哪类药物?这就是心内科最常用的药物之一——β受体阻滞剂。
β受体阻滞剂的作用就是减少心肌耗氧,减慢心率,通常不能用
于心衰急性期,但是慢性心衰患者长期应用β受体阻滞剂,逐渐
增加调整剂量,可增加射血分数,改善症状,延长生存时间。

说起 ACEI/ARB 类药物,心衰患者一定不陌生。这是一类
常见的降压药,这类药物不仅能够降压,还能够逆转心室重构。
心室重构是指心衰患者心肌发生结构和功能上的变化(如心脏
变大、球形扩张、收缩无力等),这类药物能从根本上防止或减缓
心室重构,降低心衰患者的死亡率。虽说这类药物对缓解心衰
有效,但不是人人都合适,部分患者会出现低血压,严重肾功能
不全等严重并发症,需要医生进行指导。有些患者对此类药物
存在不耐受的情况,最明显的症状就是持续性咳嗽。这些患者
在一开始用药的 1~2 月内新出现持续性干咳,一般来说 ACEI
类较 ARB 类更容易出现上述不良反应,心衰加重时咳嗽会更严

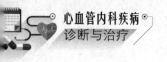
重,停药 2 周后咳嗽便会逐渐消失。若在用药期间出现顽固性干咳可将 ACEI 类(××普利)更换为 ARB 类(××沙坦)。

为何得了慢性心衰,必须终身吃降压药

　　心血管疾病发展为慢性心力衰竭,是一个很缓慢的过程:身体为了适应"心脏泵血总是不够用"的状态,就会使心脏扩大以增加射血、心肌肥厚,更有力地收缩。这就是医生口中常说的"代偿"。但这样超负荷时间长了,心脏总有"累瘫"的一天。所以,心脏"变大"或者"变厚"了,不能置之不理、任其发展,肯定需要服用一些药物改善现状,延缓心衰进展。与高血压类似,程度轻的心衰患者心衰级别低,仅出现活动耐力的轻度下降,这部分患者通过规范的药物治疗,心衰是有可能治愈的。但因为患者初期无明显症状,没有及时治疗,往往发现时就已经症状严重需要终身服药了。年纪大了,身体有毛病再正常不过,大家应该宽容接纳"不完美"的自己,学着与疾病共处,"带病生存"。心衰的控制是一个长期的过程,要完全恢复到和正常人一样,是不容易的;但控制得好,病情可以稳定下来,让自己感觉更轻松,并延长寿命。所以,心衰患者一定要遵从医嘱,坚持规律用药,同时注意合理的自我管理,尤其是加强饮食、运动和作息管控,这样才能使心衰得到持续的控制,提高生活质量。

什么是盐皮质激素受体拮抗剂(MRA)

虽然盐皮质激素受体拮抗剂(MRA)被归为保钾利尿剂,但是它阻断醛固酮的效果独立于钠平衡。ACEI可以短暂降低醛固酮的分泌,但是长期使用ACEI会导致醛固酮快速上升至ACEI使用前的水平。心衰Ⅱ级~Ⅳ级,射血分数降低(≤35%),接受标准治疗的患者推荐使用MRA。醛固酮受体拮抗剂的使用剂量应该逐渐增加至临床试验中的有效剂量。螺内酯的剂量起始于每天10~20 mg,维持剂量是每天20~40 mg。依普利酮起始剂量是每天25 mg,维持剂量是每天50 mg。在开始醛固酮拮抗剂使用之后钾补充剂通常应该停止使用、避免食用高钾食物,防止出现高钾血症。钾浓度和肾功能应该在开始使用醛固酮拮抗剂3天内测量,并在1周之后再次测量。后续监测依肾功能和水状态而定,但是治疗初6个月应该至少每月测量一次。

盐皮质激素受体拮抗剂的不良反应

醛固酮拮抗剂的最大不良反应是致命性高钾血症,这更易发生于使用钾补充剂或肾功能不全的患者。血肌酐超过265 μmol/L(或肌酐清除率<30 ml/min)或血钾>5.5 mmol/L的患者,不推荐使用醛固酮拮抗剂。肾功能恶化因有高血钾的

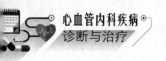
风险应该考虑停止用醛固酮拮抗剂。在10％～15％的使用螺内酯的患者中可能出现疼痛性男性乳房发育，这种情况下可以用依普利酮替代治疗。

什么是I_f通道抑制剂

依伐布雷定是通过选择性阻滞心脏起搏细胞I_f通道电流控制窦房结自发性舒张期除极以降低心率的药物。I_f的阻滞程度与通道开放的频率有关，所以对心率较高者更加有效。依伐布雷定首先在欧洲开发并批准使用于抗心绞痛治疗，在SHIFT试验中依伐布雷定也被证实可改善临床结局。SHIFT试验纳入有心衰症状、射血分数小于35％、窦性心律高于70次/分钟、接受标准心衰治疗的患者。试验结果显示依伐布雷定降低主要复合终点心血管死亡或心衰入院率达18％。主要终点的降低主要是由于心衰入院率的降低，而心血管死亡或全因死亡没有明显降低。鉴于依伐布雷定降低心率大概在10次/分钟，而且试验中只有26％的患者服用最佳剂量的β受体阻滞剂，可能使用最佳剂量的β抑制剂也可以降低心衰入院率到相似的程度。依伐布雷定的安全性来自BEAUTIFUL试验，尽管该试验没有达到主要终点，但是在患者中依伐布雷定的耐受性很好，不良事件发生率低。

什么是肾素抑制剂

阿利吉伦是口服直接肾素抑制剂，可能对RAS的抑制程度与ACEI相似。尽管ACEI/ARB的益处已经证实，但是这些药物引起肾素和下游调节物代偿性升高可能降低 ACEI/ARB 的作用。阿利吉伦是一种非肽类抑制剂,结合于肾素活性位点,防止血管紧张素原转化为血管紧张素 I,从而抑制 RAS 系统。在临床试验中,阿利吉伦明显降低 NT-pro BNP。基于前期试验,有几个大型的试验将验证阿利吉伦加入标准治疗是否会改善临床结局。但是一些试验未能改善射血分数降低心衰患者的结局。所以现在肾素抑制剂没有被推荐为 ACEI/ARB 替代药物或 ACEI 联合使用药物。

心力衰竭对症治疗的药物有哪些

心力衰竭对症治疗的药物包括强心苷类和 ω-3 多不饱和脂肪酸。

什么是强心苷

地高辛和洋地黄毒苷是常使用的强心苷。地高辛最常使用且是唯一在安慰剂对照试验中评估过的强心苷。地高辛通过抑制细胞膜上的 Na^+-K^+-ATP 酶发挥作用。抑制 Na^+-K^+-ATP 酶导致细胞内 Ca^{2+} 增加引起心脏收缩性增加,所以认为地高辛的益处主要来源于其正性肌力作用。但是心衰患者中地高辛的机制可能主要是使副交感神经的 Na^+-K^+-ATP 酶活性增加,导

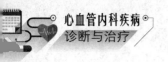
致迷走活性增强抵消心力衰竭患者肾上腺素活性增强的作用。
地高辛也抑制肾 Na^+-K^+-ATP 酶活性,因此可能影响肾小管重吸
收钠。地高辛治疗通常开始剂量和维持剂量为每天 $0.125\sim$
0.25 mg,血清地高辛质量浓度应该低于 1.0 ng/ml,特别是老年患
者、肾功能损伤患者和低体重患者。对于大多数患者 0.125 mg 的
剂量已足够,高剂量(每天>0.25 mg)地高辛极少使用于窦性心律
或房颤的心力衰竭患者。

地高辛的不良反应有哪些

地高辛的主要不良反应是:①心律失常,包括心脏传导阻滞
(特别是老年患者)、异位心律和折返心律。②神经性并发症,比
如视力模糊、定向障碍和意识模糊。③胃肠道症状,比如厌食、
恶心和呕吐。这些症状在血清地高辛质量浓度维持在 $0.5\sim$
1.0 ng/ml 时发生概率很小。心力衰竭的患者洋地黄毒性在血
清浓度超过 2.0 ng/ml 时出现,但是在低地高辛水平下,洋地黄
毒性也可能出现,特别是低钾血症或低镁血症、房室结或心室异
位节律时。在极少数患者中血钾正常时高度房室阻滞依然可能
出现。服用地高辛时也应该仔细监测血钾以避免高钾血症,特
别是肾衰竭或者服用醛固酮受体拮抗剂的患者。致命的洋地黄
毒性可通过抗地高辛免疫治疗。合用奎尼丁、螺内酯、维拉帕
米、氟卡尼、普罗帕酮和胺碘酮可增加血清地高辛浓度,增加不
良反应发生风险。患重度心脏传导阻滞的患者在无起搏器的情

况下不应使用洋地黄。

什么是 ω-3 多不饱和脂肪酸

大量试验显示 ω-3 多不饱和脂肪酸对炎症有改善作用,包括改善内皮激活和炎症细胞的产生、血小板聚集、血压、心率和左心室功能。有试验表明长期每天使用 1 g ω-3 多不饱和脂肪酸可以明显降低包括非缺血性心衰在内的全因死亡率和心血管疾病住院率。最近的欧洲心脏病协会指南将 ω-3 多不饱和脂肪酸纳入射血分数降低的心衰患者接受最佳证据支持的药物治疗后的辅助治疗。

难治性心衰,还有好转希望吗

难治性心衰患者通常具有以下表现:①过去 1 年因心力衰竭住院或急诊≥2 次;②穿衣、洗澡诱发持续呼吸困难需休息,或者因呼吸困难或乏力不能平路走一个街区;③大多数时间收缩压<90 mmHg;④肾功能进行性恶化;⑤因低血压或肾功能恶化而不能耐受抗心衰药物治疗;⑥无原因的消瘦或体重下降;⑦血钠进行性下降,<133 mmol/L;⑧利尿剂量不断增加,仍不能减轻容量负荷;⑨已经植入了 ICD 但频繁放电。

难治性心衰一直是临床心衰治疗的难题。部分难治性心衰

的原因可能是严重心脏疾病导致的,可将"难治性心衰"变为"可治性心衰",方法如下。

1. **消除引起心衰的病因**　引起难治性心衰的病因很多,如大面积的心肌梗死、室壁瘤、心脏瓣膜疾病等,对上述病因寻找积极的治疗方法,通过合理的冠状动脉重建、室壁瘤切除、心瓣膜成形或置换等根本上纠正病因。

2. **避免诱发心衰的诱因**　每一次的心衰急性发作对于难治性心衰的患者都是一种打击,避免诱发心衰和心衰加重至关重要。有些诱因如贫血是可以治疗的,有些诱因如感冒、劳累、熬夜、情绪激动、剧烈运动是可以避免的。

3. **增强自身免疫力、抵抗力**　心衰患者自身也要增强自身的抵抗力和免疫力。若患者消瘦、体重下降,不仅会使心功能进一步下降,而且可能导致患者不能耐受心衰的手术治疗;丧失了手术机会,心衰的病因便得不到根本的纠正。

4. **等待心脏移植**　除了药物治疗和心脏再同步化治疗外,心脏移植已成为终末期心衰治疗最后的期望。心脏移植对于无其他可选择的治疗方法的重度心衰患者,可显著增加患者的生存率、改善运动耐量和生活质量。

心肌再同步化治疗

心脏的正常泵血功能是怎么样的

心脏是由心肌组织组成的具有瓣膜结构的中空器官,是血液循环的动力装置。心脏的活动有一个周期,在每个心动周期的开始,位于心房的窦房结会产生一个电信号,传给心房,同时也传给房室结,房室结再将此信号继续往下传至心室,接收信号的心肌组织会先收缩后舒张。此外,心脏瓣膜打开和关闭之间的配合会引起心房和心室压力和体积的变化,从而使人体血液在血管中流动。

心脏的功能究竟由什么决定呢

心脏一分钟能射出的血液量等于心率乘以每次心脏跳动能射出的血量。在心率恒定的条件下,心室每次收缩能射出的血量取决于心肌纤维缩短的程度和速度。影响心肌收缩的因素包括前负荷、后负荷和心肌收缩能力。前负荷指的是心肌收缩前心腔里的压力,一般情况下,心腔里的血液越多,心腔的压力就越大,心肌的前负荷越大。后负荷指的是心肌收缩时要克服的

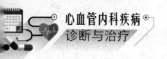
压力,对于左心室来说,后负荷与主动脉压力有关,而对于右心室来说,后负荷则与肺动脉压力相关。心肌收缩能力独立于前后负荷两者以外,是心肌细胞自身的一种属性,受到其他因素的调节。

什么是心肌细胞的同步性

心肌细胞兴奋时,会导致心肌细胞收缩。由于心肌细胞之间的相互联系,可以使信号在细胞之间迅速传播,使整个心房和心室的心肌细胞几乎同步收缩。心房的射血功能占 15%～35%,心室的射血功能占 65%～85%。正常情况下,人体心血管系统在左右心房和左心室之间有协调的电和机械活动。但无论是传导系统和心肌细胞,还是心脏瓣膜和心肌内外膜的异常,都会影响心肌泵血活动,从而影响心脏的正常功能。

慢性心力衰竭时心脏的泵血功能发生了哪些变化

心衰时由于长期心肌损伤与心脏负荷过重,导致病理性心肌细胞肥大、细胞凋亡与细胞外基质过度纤维化或者降解增加等,出现各种心律失常,影响心肌兴奋的同步性,也影响心脏的瓣膜功能,进而影响心肌的收缩力及其同步性,导致心肌泵血活动异常。

慢性心力衰竭时心脏的电活动发生了哪些变化

慢性心力衰竭时心脏会出现一种名叫心肌电重塑的情况，由异常的电传导状态取代了正常的心肌电传导状态。首先是心房细胞的心肌电重塑，前文讲到激动心脏其他部分的电信号由心房细胞产生，心衰时由于心房细胞的心肌电重塑，心房细胞无法再按照正常的节律产生电信号，产生的信号失去原本的传导规律，时快时慢，有时候还会停止传导，不再由心房继续向下传播。心室的心肌电重塑则会造成更可怕的后果，在正常情况下，心室肌细胞会收到来自心房的电信号然后在细胞间的相互联系下使电信号迅速传遍整个心室。而异常情况下，心肌细胞间的相互联系被破坏，有些心肌能收到电信号，而有些心肌细胞则迟迟等不到电信号，导致心室肌电活动异常。

慢性心力衰竭时心脏的机械活动发生了哪些变化

在正常的心脏内存在心肌的电活动和机械收缩活动相互联系的机制。心肌细胞接收到正常的电信号，就会按部就班完成一次正常的收缩活动。然而当电信号紊乱的时候，相对应的心肌细胞的收缩活动也会出现问题。心衰患者出现室内传导阻滞或者束支传导阻滞，以完全性左束支传导阻滞(LBBB)多见。由

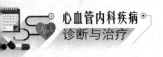

于 LBBB 可以导致左心室收缩活动滞后,右心室收缩活动早于左心室,右心室收缩的压力可以使室间隔出现矛盾舒缩及左右心室整体协调性收缩功能丧失。在室内传导延迟导致的异常机械活动过程中,可能会出现心脏瓣膜的功能异常,心肌的收缩力降低,心脏的射血分数下降,射血量也随之减低。每年约有 10% 的心衰患者出现 LBBB。LBBB 是慢性心力衰竭预后的独立的危险因子,室内传导延迟,室间隔矛盾收缩,血流动力学恶化,从而影响心功能。LBBB 的出现提示心衰患者的病情进一步恶化。

慢性心衰时心脏调节能力发生了什么变化

心血管系统也像身体的其他系统一样受到神经-体液调节,其中体液调节系统包括肾素血管紧张素系统、肾上腺素和去甲肾上腺素、血管升压素、前列环素、激肽释放酶-激肽系统等。在心肌损伤初始,这些调节因素被激活,可以代偿性地提高一部分心功能。但是当病情进一步恶化的时候,这些调节系统长期激活反而会损害心功能,形成恶性循环。因此治疗心衰的关键措施之一就是抑制或者逆转神经内分泌的过度激活,阻断心肌肥大、心室重构。

心脏再同步化治疗(CRT)的疗效有哪些

1. 改善心肌同步

心脏再同步化治疗（cardiac resynchronization therapy, CRT)通过改变心肌的激动顺序可以减轻由室内传导阻滞造成的左右心室收缩不同，以及心室内的电机械收缩不协调引起的心室内收缩不同步，减轻室间隔矛盾性舒缩和心脏瓣膜的功能失调，改善房室、室内的心肌电信号传导情况，使心脏房室收缩尽可能同步化，尽可能恢复舒张期正常房室舒张顺序，延迟舒张期心室充盈时间，增加有效前负荷，增加心排出血量。

2. 对抗神经内分泌系统的过度激活、逆转左室重构

最近的研究表明，心衰发生发展的一部分病理生理学基础是心脏重构导致的心肌的舒张收缩能力受损，而神经内分泌的过度激活是导致心肌重构的重要原因，因此阻断神经内分泌过度激活是治疗心衰的主要方法。经过 CRT 治疗后，患者的血流动力学情况改善，交感神经的过度激活减轻，在此方面 CRT 的疗效来源于传统的双腔起搏器。

3. 分子心脏病学研究

CRT 治疗以后，在患者基因的转录水平也能观察到病情改善。一些具有调节收缩功能和病理性肥大基因等 mRNA 水平较治疗之前有明显的好转。心衰分子指标等也有一定的改善。

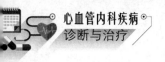
4.临床症状

与对照组相比,CRT治疗组6分钟步行距离、生活质量评分、NYHA心功能分级明显改善,CRT手术后一个月就会出现这些临床症状的改善。除此之外,CRT还可以降低患者的心源性猝死率。

CRT 的适应证有哪些呢

充分的证据表明,心衰患者在药物优化治疗至少3个月后仍存在以下情况应该进行CRT治疗,以改善症状及降低病死率:①窦性心律,QRS时限≥150 ms,左束支传导阻滞(LBBB),左心室射血分数(LVEF)≤35%的症状性心衰患者(Ⅰ,A)。②窦性心律,QRS时限≥150 ms,非LBBB,LVEF≤35%的症状性心衰患者(Ⅱa,B)。③窦性心律,QRS时限130~149 ms,LBBB,LVEF≤35%的症状性心衰患者(Ⅰ,B)。④窦性心律,QRS时限130~149 ms,非LBBB,LVEF≤35%的症状性心衰患者(Ⅱb,B)。⑤需要高比例(>40%)心室起搏的射血分数降低的心衰(HFrEF)患者(Ⅰ,A)。⑥对于QRS时限≥130 ms,LVEF≤35%的房颤患者,如果心室率难控制,为确保双心室起搏可行房室结消融(Ⅱa,B)。⑦已植入起搏器或ICD的HFrEF患者,心功能恶化伴高比例右心室起搏,可考虑升级到CRT(Ⅱb,B)。

总之,随着治疗理念的进步、CRT植入技术和智能化程度的提高,CRT 将使更多的心衰患者获益。

CRT 可以分为哪两种

心脏的工作需要各心腔同步协调运行,包括房室同步、双心室同步和室内同步。心脏的同步性保证了各个心腔内血液的良好充盈和有效排出,是维持人体生命活动的保证。一旦心脏运动不协调,就会出现心力衰竭或加重心力衰竭的原有症状。基于上述原理,在原来双腔起搏的基础上增加一根左心室电极(通常经冠状静脉窦放置在心室后壁或侧壁),使左右心室同步收缩,可显著改善患者预后。这种器械治疗方法被形象地称为"三腔起搏器",或者心脏再同步化治疗(CRT)。

恶性心律失常是心源性猝死的最大原因。无论是急性心肌梗死还是离子通道病导致的心律失常,最终都可能出现恶性心律失常,导致心源性猝死(SCD)。对于这些患者,植入式心律转复除颤器(ICD)就是植入体内挽救生命的最后一根稻草。因此简单来讲,CRT-P 就是单纯的三腔起搏器,而 CRT−D=CRT−P+ICD。

对于心衰患者来说, LVEF 值小于 35% 常常被认为是心脏性猝死的高危人群。那么在心衰患者中,究竟哪些人群更适合 CRT-P,哪些人群更适合 CRT-D 呢? 目前,指南对上述问题并没有明确的推荐意见。但是有一些研究显示选择植入 CRT-P 的患者以下特征更加显著:高龄(年龄>75 岁)、女性、非缺血性

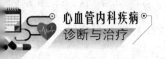

心肌病、合并更多的心血管及非心血管疾病(如房颤、房室传导阻滞、瓣膜性心脏病、高血压、贫血和慢性肾脏病等),同时植入永久起搏器和 ICD 的患者行起搏器升级时也更倾向于选择CRT-P。

CRT 植入操作所需的设备有哪些

CRT 植入操作需要由资深的起搏电生理医生完成。为提高CRT 植入成功率、减少并发症发生率,积极制订并推广"介入操作准入制"势在必行。除了与常规起搏器植入相同的操作环境和器械要求外,CRT 植入强调要有较强的心外科后盾,必要时能迅速获得急救支援;而且还需配备左心室导线推送系统、左心室造影系统和(或)可调弯的心内标测或消融电极导管等。

CRT 是如何操作的

术前积极纠正心功能状态,调节酸碱电解质平衡,签署知情同意书。术中体表 12 导联心电示波、监测呼吸、血压、氧饱和度并建立静脉通道。此后按常规起搏器操作完成静脉穿刺和导线植入。穿刺成功后,按常规操作植入电极导线。

除了右心房和右心室电极导线外,CRT 还需要植入电极导线用于起搏左心室。目前对于导线植入的先后顺序,众说纷纭。

一方面,对于没有传统起搏指征的心力衰竭患者,左心室电极导线植入失败意味着放弃 CRT 治疗,因此最好在左心室电极导线定位成功后植入右心房和右心室电极导线,避免设备浪费。但另一种观点认为,应首先定位右心室电极导线,以防止后续手术的机械刺激在原有 LBBB 的基础上造成短暂的双侧束支传导阻滞,威胁患者的安全。但是无论植入顺序如何,最重要的是如何成功植入左心室电极导线。

最常用的左心室电极导线的植入方法是经冠状静脉窦至心脏静脉。经冠状静脉窦至心脏静脉起搏左心室的操作主要包括:冠状静脉窦插管、冠状静脉窦及心脏静脉的逆行造影、选择合适的心脏静脉并定位左心室电极导线于靶静脉。目前推荐尽量将电极导线植入至心脏侧后静脉、侧静脉或者超声心动图提示激动最延迟的部位。研究证实,在最晚激动位点处的起搏可提高 CRT 疗效。到位后按常规方法行起搏阈值、阻抗和感知性能测试,各项参数满意且 5 V 起搏不引起膈肌跳动视为定位成功。可接受的左心室电极导线参数如下:起搏阈值≤3.5 V 或比起搏器的最大输出电压低 2 V 且不会因电压过高引发膈肌刺激;R 波振幅最好≥5.0 mV;阻抗 300~1 000 Ω,可有 30% 上下的波动。如左心室电极导线定位失败,可以尝试右心室流出道起搏,将导线主动固定在右心室间隔面近流出道区域,代替左心室心外膜电极导线。

目前 CRT 左心室电极导线的植入成功率不一。国外大规模临床试验成功率为 84%~93%,国内报道成功率为 85%~95%。

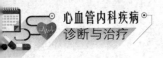

失败的主要原因是心静脉本身变异较大。其他原因有:心静脉先天畸形;心脏扩大转位时很难找到冠状窦口;产品技术水平和操作系统不完善。如果经冠状窦植入左心室导线不成功,可考虑手术缝合左心室心外膜下的特殊心外膜电极补片。因此,充分了解心力衰竭的解剖结构,掌握一些操作技巧,对于顺利、安全、有效地进行 CRT 治疗是非常重要的。相信随着植入经验的积累,新导线的研发,导向系统和导线传输装置的更新,CRT 植入的成功率将会大大提高。

CRT 治疗的植入操作有哪些并发症

CRT 治疗的关键环节是植入左心室电极导线,其操作复杂、技术难度大,加之植入术对象为严重心脏疾病患者,植入术危险明显高于普通起搏器。除了双腔起搏器植入术常见的并发症外,CRT 独特的并发症主要与左心室电极导线定位过程有关,如冠状静脉窦插管失败、冠状静脉窦夹层、穿孔、心脏压塞等。国内一项 117 例 CRT 植入术并发症的研究显示,冠状静脉窦夹层、膈肌刺激、电极导线脱位的发生率分别为 3.4%、1.7% 和 1.7%。冠状静脉窦夹层和穿孔的后果通常不会很严重,仍可成功植入 CRT。若出现左心室导线脱位,多需再次手术调整其位置,否则将失去 CRT 疗效。建议术前制订好各种应急措施,术中密切观察患者各项生命体征,发现问题及时处理。

CRT 植入术后康复需要注意哪些事情

术后要常规卧床 2～3 天,1～2 天后可采取半卧位或稍左侧卧位,严禁右侧卧位,应尽量避免剧烈的咳嗽、深呼吸,以防止电极移位。卧床期间,通过活动健侧上肢及双下肢可以减少卧床期间的不适感,防止下肢深静脉血栓以及肺部感染。在术后三天,患者可以逐渐下床活动,避免术侧上肢运动导致电极的脱落。饮食方面,应该尽量进食富含蛋白质、维生素、清淡的饮食,以促进伤口愈合。

由于 CRT 体积大,植创面大,容易出现伤口的感染,平时应注意伤口的清洁与干燥,仔细观察伤口有无血肿、渗血。必要时可以使用抗生素静滴预防切口感染。

CRT 虽然可以改善心脏功能但是不能治愈心力衰竭,在伤口愈合出院后,仍然要谨遵医嘱长期坚持服用抗心力衰竭药物,不可以随意减量或者停药,才能更好地提高生活质量。

手术之后 1、3、6 个月需要到医院随访,进行起搏器监控,测试起搏器的功能是否正常,在此之后可以改为半年去医院一次,但是当起搏器的电池即将耗尽时要增加随访的频率,勤去医院检查。

CRT 植入术后需要哪些常规检查

1. 心电图

心电图不但有助于了解起搏器的工作状态,还是评价 CRT 疗效的最常用、最简便的方法,因此 CRT 治疗前后及每次随访时都应记录 12 导联心电图。首先行一般评价,了解心律状态,分析是否为窦性心律,有无早搏等情况。然后仔细分析心电图波形,主要包括以下内容:起搏器计时间期是否恰当;QRS 波形态是否为起搏图形,QRS 时限较术前有无缩短,缩短程度如何;通过起搏图形判断左心室起搏是否有效。

2. 动态心电图(Holter)

行 CRT 治疗的心力衰竭患者常常合并各种心律失常,其类型、严重程度等随病情不同而相应变化。定期或在病情变化时应用动态心电图检查有助于发现是否有心律失常并了解心律失常特点,同时指导临床应用抗心律失常药物。此外,起搏器的起搏和感知功能是否正常亦可通过动态心电图得以体现。

3. X 线胸片

CRT 植入后需定期行胸片检查,观察电极导线的位置、完整性等情况。再者观察心脏各腔尤其是左心室的大小和形态、心胸比率,两肺淤血情况有无改善,有无心包或胸腔积液等情况。

4. 超声心动图

采用常规超声心动图测量左心室收缩和舒张末期内径、左心室舒张和收缩末期容积;Simpsons法测量左心室射血分数,与治疗前比较有否改善。血流多普勒评估二尖瓣血流频谱是否正常,舒张功能改善如何,有无瓣膜反流等情况,并结合超声新技术优化起搏参数。

5. 实验室检查

定期监测肝肾功能、电解质水平,服用抗心律失常药物胺碘酮者定期复查甲状腺功能。临床上对药物血药浓度的监测常用于地高辛,血药浓度的水平与临床疗效不一定成比例,但过高的血药浓度常使不良反应增加,对指导临床实践有一定的帮助。

什么因素会影响 CRT 的有效性

1. 心脏不同步

心脏不同步包括电学不同步和机械不同步,二者之间存在重叠,但仍有部分患者电学和机械不同步不一致,如何准确评价心脏不同步成为问题的关键。QRS时限是反映心脏活动电学不同步的重要指标,一直作为CRT人群筛选的核心指标之一(QRS时限≥120 ms)。按此标准,CRT患者的有效性约为70%,另有30%的患者无反应。但一项综合性研究提示,合并机械不同步的窄QRS(QRS时限<120 ms)患者,CRT术后LVEF和6 MWD提高,NYHA分级改善,CRT对窄QRS患者同样有效。因而,从现有的观点来看,合并机械不同步的窄QRS患者

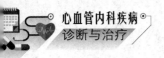

可能会从 CRT 中获益。由此可见,QRS 指标已不能满足目前的临床应用需求,反映心脏机械活动不同步的指标正受到越来越多的关注。超声心动图新技术(尤其是组织多普勒和三维超声)、心肌核素显像、心肌磁共振显像等均可较准确的观察心脏机械活动,其中以超声心动图在临床应用最为广泛。多项小规模的研究显示,心脏不同步的超声指标可较准确的预测 CRT 的有效性。

2. 心肌瘢痕

由于心肌细胞是永久性细胞,不能再发生有丝分裂,所以心肌坏死后坏死灶由瘢痕取代,形成心肌瘢痕,可见于缺血性心肌病、扩张型心肌病等。缺血性心肌病所致的心力衰竭较原发性心肌病对 CRT 的反应性差,心肌瘢痕是可能的重要原因之一,因而其正受到越来越多的关注。因此,术前评价心肌瘢痕和存活心肌有益于 CRT 患者的选择,并可指导左室电极的植入,有利于提高患者对 CRT 的反应性。

3. 电极导线的位置

研究发现,左室电极导线位置与 CRT 有效性之间存在相关性,CRT 术前可应用 64 排螺旋 CT 来观察患者冠状静脉属支的情况,尽可能在术中比较不同起搏部位的血流动力学变化,选择最佳位置。对于经静脉途径不能达到靶静脉者,可考虑采用经胸途径植入心外膜电极,以增加患者对 CRT 的反应性。右心室电极导线的位置通常都选在心尖部,因为该处容易安置和固定导线。但多位研究者仔细评估血流动力学效应后发现,其他部位如右室高位间隔部更佳。有关右室电极导线位置的研究相对较少,且取决于研究的终点,右室高位间隔部起搏与心尖部起搏的优劣仍存在争议。因而右室电极导线的最佳位置尚需要进一步的研究来明确。

4. 房颤

房颤会使心房收缩失同步、R-R间期不规则、产生快速心室率并影响冠状动脉血供,引发血流动力学障碍,导致心力衰竭的发生。房颤可加重心力衰竭并影响其预后,二者常同时存在。研究发现接受CRT的窦性心律组和房颤组在心功能提高和逆转心肌重构方面获益类似,但房颤组患者的12个月心衰死亡率高于窦性心律组。因此,房颤会影响CRT的疗效,增加死亡率,房颤是CRT术后患者死亡的独立危险因子。

5. 糖尿病

糖尿病或糖耐量异常是心衰的独立危险因素,糖尿病可影响患者的心肌功能,引发心肌病变,表现为无症状的左心室收缩功能异常或心衰。心衰患者糖尿病患病率达20%,糖尿病患者合并心衰的发生率明显高于非糖尿病患者,不仅如此,糖尿病还可影响心衰患者的预后,增加死亡率。至于糖尿病是否对心衰患者CRT治疗存在影响,各项临床研究结果不完全一致,但总体来看,糖尿病对心衰有着重要的影响,可能会影响CRT的疗效,尤其是应用胰岛素治疗者。

6. 肾功能

肾功能不全与心力衰竭相互影响,肾功能不全是心衰进展的独立危险因素,同时心衰可进一步加重肾功能的恶化。在CRT发展的早期,肾功能的重要性并未得到重视,随着研究的不

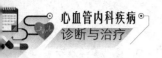
断深入,陆续有学者发现肾功能不仅影响心衰患者对 CRT 的反应性,出现对比剂肾病的并发症,还对预后有预测价值。进一步的研究还发现,CRT 在改善心功能的同时还可改善患者的肾功能。

7. 其他因素

除上述影响 CRT 有效性的因素外,还有其他因素对 CRT 的反应性产生影响,如肺动脉压力、心衰的生物标记物、术前收缩压水平等。随着研究的不断深入,各种因素的作用会得到进一步确认。虽然部分影响因素的研究结果不能直接应用于临床,但对临床和科研工作有一定的启发和帮助。在现有的条件下,提高对各因素的认识,依据循证医学证据,有助于不断提高 CRT 的有效性,使更多的心衰患者获益。

装了 CRT 之后还需要继续吃药吗

很多患者认为植入 CRT 之后就不需要吃药了,这是一个很大的误区,心衰治疗的基石仍然是药物,CRT 是辅助治疗,因此需要继续门诊随访,遵医嘱服药,才能获得最好的治疗效果。同时,患者要放松心情,避免焦虑,CRT-D 带有除颤功能,部分患者担心发生除颤事件从而过分担心,但是过分的担心对于心脏是有很大害处的。

装了 CRT 之后，生活中有哪些注意事项

CRT 的植入人群是心衰患者，因此还要严格遵循心衰的注意事项，包括低盐饮食、监测干体重、避免过量饮水、避免劳累、避免着凉感冒等一切可能诱发或加重心衰的因素。

CRT 能安全摘除吗

CRT 是可以安全拔出的，但是这是无奈之下的选择。在感到"不适"时，未必就是 CRT 的问题，需要先到安装 CRT 的医院就诊咨询。起搏器的拔除并不困难，但是如果需要将电极导线也拔除，那么能做到的医院就非常少了，而且随着植入时间的增长，电极导线与心肌组织融合，拔除也会变得更困难。

血脂代谢异常

什么是血脂代谢异常

血脂代谢异常(dyslipidemia)是指血清中脂质量与质的异常,通常指三高一低——血清胆固醇(CH)、三酰甘油(TG)、低密度脂蛋白胆固醇(LDL-C)水平升高,高密度脂蛋白胆固醇(HDL-C)水平降低。血脂代谢异常的患者中,有些以胆固醇升高为主,有些以三酰甘油升高为主,有些两者均升高,还有些以高密度脂蛋白胆固醇降低为主。由于脂质在血浆中以脂蛋白的形式存在,血脂代谢异常通常表现为脂蛋白异常血症。

近年来,我国血脂代谢异常患病率大幅上升。据国家心血管中心组织编撰的《中国心血管病报告 2019》报道,我国成人血脂代谢异常的总体患病率已达 40.40%,人数超过 4 亿。与之形成鲜明对比的是,大多数血脂代谢异常的患者忽视了自身面临的健康风险。根据全国慢性病调查项目组(CNSCKD)数据,我国成年人血脂代谢异常的知晓率、治疗率和控制率分别仅为31.0%、19.5%和8.9%。血脂代谢异常可导致冠心病等动脉粥样硬化性心血管疾病(ASCVD)发生,增加肿瘤患病风险。积极防治血脂代谢异常对降低心血管疾病患病率,提高生活质量具有重要意义。

为什么会出现血脂代谢异常 ◯

  血脂代谢异常是我们体内脂蛋白合成、代谢或降解异常产生的结果,可分为原发性血脂代谢异常和继发性血脂代谢异常,在部分患者中两者可以同时存在。

  原发性血脂代谢异常是遗传因素和环境因素相互作用产生的结果,在人群中占绝大多数。环境因素包括不良饮食习惯、体力活动不足、年龄增长、肥胖、吸烟和酗酒。遗传性血脂代谢异常如家族性高胆固醇血症,患者发生基因突变导致严重的血脂分解代谢异常。血脂代谢异常和我们的体型没有绝对的关系。一个人即使很瘦,生活方式健康,但如果存在家族史,也难逃高脂血症的阴影。此外,无论胖瘦,随着年龄的增长,机体的代谢速率都会逐渐减慢,更容易出现血脂代谢异常。中青年女性血脂水平低于男性,但绝经后由于失去雌激素保护,血脂水平显著升高,往往高于同龄男性,更容易出现血脂代谢异常。

  继发性血脂代谢异常可由糖尿病、甲状腺功能减退、肝肾疾病、库欣综合征、系统性红斑狼疮等全身性疾病引起,通过不同机制影响脂质或脂蛋白的合成、转运或代谢。长期使用某些药物,如噻嗪类利尿剂、非选择性 β 受体阻滞剂和糖皮质激素也可引起继发性血脂代谢异常。

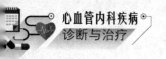

血脂多"高"才算异常

进行血脂检查时,我们一般会关注四项指标:总胆固醇(TC)、三酰甘油(TG)、低密度脂蛋白胆固醇(LDL-C)和高密度脂蛋白胆固醇(HDL-C)。前三项数值的升高或第四项数值的减低都属于血脂代谢异常,体检报告通常会明确告知血脂水平超出正常范围。表3数据来自《中国成人血脂代谢异常防治指南》(2016年修订版),给出了各指标的正常范围和异常标准。

表3　血脂代谢异常诊断及其分层标准(mmol/L)

总胆固醇(TC)	≥6.2	升高
	5.2~6.19	轻度升高
	<5.2	合适水平
三酰甘油(TG)	≥2.3	升高
	1.7~2.29	轻度升高
	<1.7	合适水平
低密度脂蛋白胆固醇 (LDL-C,"坏胆固醇")	≥4.1	升高
	3.4~4.09	轻度升高
	<3.4	合适水平
	<2.6	理想水平
高密度脂蛋白胆固醇 (HDL-C,"好胆固醇")	<1.0	降低

这里还需要强调的是,报告单上"血脂代谢异常"的范围通常

只针对正常人,对于有吸烟、肥胖等冠心病危险因素以及高血压、糖尿病、脑血管疾病的人群,血脂的控制目标会更加严格。例如,对于高危心脏病患者而言,"坏胆固醇"LDL-C 应<2.6 mmol/L,而对于极高危心脏病患者,"坏胆固醇"LDL-C 应<1.8 mmol/L才能达标。每个人都要根据自己的情况来确定血脂目标。

血脂检查各项指标的意义是什么

　　血清总胆固醇(TC)是指血液中所有脂蛋白所含的胆固醇的总和,是血脂检测中非常重要的一项。它可以帮助我们在早期识别动脉粥样硬化的风险,也可以用来监测降脂药物的疗效。过量的胆固醇会沉积在血管壁上,使血管狭窄、失去弹性,变得又硬又脆。随着患病时间增加,沉积的胆固醇会逐渐完全堵塞血管,诱发心绞痛、冠心病、卒中等。

　　血三酰甘油(TG)对动脉粥样硬化、冠状动脉粥样硬化性心脏病等心脑血管栓塞性疾病的发生有一定的影响。如果体内三酰甘油过多,会在人体不同部位堆积,造成不同的后果:堆积于皮下会导致肥胖;堆积于肝脏会引起脂肪肝;堆积于血管内皮下会导致动脉硬化。血三酰甘油含量与饮食密切相关,餐后 6~8小时,三酰甘油的浓度会持续偏高,所以餐后高三酰甘油会对血管造成持续的损害。

　　高密度脂蛋白胆固醇(HDL-C)和低密度脂蛋白胆固醇(LDL-C)分别被称为"好胆固醇"和"坏胆固醇",这是我们容易

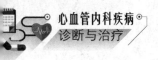

混淆的两个概念。HDL-C 是血管的"清道夫",它能分解代谢 LDL-C 并将周围组织和细胞中的胆固醇输送到肝脏,然后由肝细胞将胆固醇转化成胆酸并排出体外。它的升高有利于保护血管,所以常被称为"好胆固醇"。而 LDL-C 是造成血管损伤的最大元凶,其含量过高就容易沉积于血管壁上,对血管内皮细胞造成损伤,导致动脉粥样硬化、冠心病等疾病,称为"坏胆固醇"(图 12)。"高密度脂蛋白胆固醇高点好,低密度脂蛋白胆固醇低点好"这一口诀可以帮助我们更好地区分这两种胆固醇。然而,"好胆固醇"HDL-C 并非越高越好,若其含量过高(如超过 2.5 mmol/L),则为病理状态,常被定义为高 HDL-C 血症,反而会增加罹患心脏病的风险。

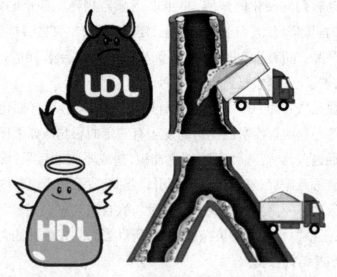

图 12 "坏胆固醇"与"好胆固醇"对血管斑块的作用示意图

为什么要关注血清脂蛋白(a)[Lp(a)]水平

人们长期以来关注血脂指标中的 LDL-C,认为它是引起动脉粥样硬化性心血管疾病(ASCVD)的罪魁祸首。然而,近年来医学界发现一些患者经治疗有效降低 LDL-C 后,仍罹患心血管疾病,因此血脂其他成分的异常逐渐受到重视。

血清脂蛋白(a)[Lp(a)]由肝细胞产生,可以将脂肪转移到血管壁等肝外组织。与 LDL-C 相比,Lp(a)与血管壁的结合更为牢固,也是 ASCVD 的一个独立危险因素。当 Lp(a)＞300 mg/L 时,冠心病的风险显著增加。

血清 Lp(a)的水平主要由遗传因素决定,可用于评估心血管疾病的遗传风险,不能通过控制饮食、加强运动来降低,传统降脂药物如他汀类、贝特类对其作用尚不明确。目前临床研究表明,新型降脂药前蛋白转化酶枯草溶菌素 9(PCSK9)抑制剂有一定降低 Lp(a)水平的疗效。

血脂代谢异常有哪些临床表现

血脂代谢异常的临床表现和体征在通常情况下并不明显,大多数患者是由于其他原因行血液生化检查后才发现血脂代谢异常。血脂代谢异常可见于不同年龄、不同性别的人群,显著血脂代谢异常的患者往往存在家族史。

当机体过量的脂质沉积于真皮时可导致黄色瘤。黄色瘤是一种边界不规则、大小不一致、质地柔软的异常局限性皮肤隆起,其颜色可为黄色、橙色或棕红色,常见于眼睑周围或肌腱部。当脂质沉积于角膜时,可见灰色或白色的位于角膜外缘的不透明角膜环。50~60 岁的人群中约 60% 有角膜老年环,超过 80 岁者几乎人人都有。若 40~50 岁以下人群出现角膜老年环,则要当心高脂血症。严重的高三酰甘油血症患者可存在高脂血症的眼底改变(图 13)。

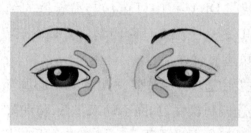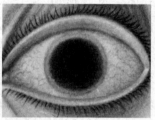

图 13　血脂代谢异常患者黄色瘤与角膜环示意图

当脂质沉积于血管内皮下时,可引起动脉粥样硬化,导致心脑血管疾病和周围血管病变。家族性高胆固醇血症患者在青春期前就可出现全身广泛性动脉硬化、冠心病甚至心肌梗死。严重的高胆固醇血症患者可出现游走性多关节炎。而严重的高三酰甘油血症患者患急性胰腺炎的风险大大增加,如果出现恶心、腹痛等症状,需警惕急性胰腺炎的发生,尽快就医检查。

如何诊断血脂代谢异常

血脂代谢异常的诊断基于《中国成人血脂代谢异常防治指南》(2016年修订版)对我国血脂合适水平和异常分层的标准(见130页表3)。需要注意的是,在进行血液生化检查之前应空腹(禁食12~14小时),最后一餐避免高脂饮食并禁酒。除实验室检查外,还应综合考虑患者的疾病史、家族史、用药史、生活和饮食习惯,并注意是否有黄色瘤、角膜环和高脂血症眼底改变等体征。

哪些人群需要进行血脂异常筛查

早期发现血脂代谢异常并动态监测血脂水平是防治动脉粥样硬化性心血管疾病(ASCVD)的必要措施。目前建议20~40岁的成年人至少每5年检测1次血脂水平;40岁以上的男性和绝经后女性至少每年检测1次血脂水平;ASCVD患者及其高危人群应每3~6个月检测1次血脂水平。首次发现血脂代谢异常,应在2~4周内复查,若仍异常,即可确诊。

血脂异常筛查的重点人群为:有ASCVD病史者;具有多项ASCVD危险因素(如高血压、糖尿病、肥胖、酗酒及吸烟史)者;具有血脂代谢异常、冠心病或动脉粥样硬化家族史者;皮肤或肌腱存在黄色瘤者。

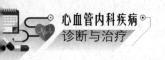

如果发现血脂代谢异常,特别是伴发于糖尿病、肥胖、甲状腺功能减退、高血压、冠心病、脑血管病或外周动脉粥样硬化等疾病的患者,无论程度如何,都应积极干预,并在医师的指导下进行规范化治疗和科学管理。

血脂高了应该怎么办

体检发现血脂代谢异常时,首先要控制饮食、改善生活方式,这是治疗血脂代谢异常最基本的措施。在满足日常必需营养和总能量的基础上,限制胆固醇和饱和脂肪酸的摄入,从根本上减少外源性胆固醇的摄入;此外,还应坚持规律的中等强度代谢运动,控制体重,戒烟限酒。

如果在"管住嘴,迈开腿"后血脂仍不能降至正常水平,或血脂水平本身较高,则应根据 ASCVD 的危险程度来制订不同强度的调脂治疗干预策略。《中国成人血脂代谢异常防治指南》(2016 年修订版)给出了 ASCVD 的风险评估方法(表 4)。由于 LDL-C 升高是导致 ASCVD 发病的关键因素,因此选择 LDL-C 作为防控 ASCVD 的首要干预靶点,非 HDL-C 作为次要干预靶点,并根据 ASCVD 的风险分层来设定这些干预靶点的达标值(表 5)。值得注意的是,极高危人群即使 LDL-C 的基线水平在达标值之内,仍应将 LDL-C 进一步降低 30%。

他汀类药物可以显著降低心血管事件的风险,因此首选他汀类药物用于调脂达标,并依据个体疗效和耐受情况调整剂量,或联合使用其他不同机制的调脂药物。调脂治疗一般是长期，甚至终身的。不同个体对同一种治疗措施或药物的疗效和不良反应差异较大，应密切监测血脂水平等相关指标。

表4　ASCVD危险分层

危险分层	患者类型
极高危人群	临床确诊的ASCVD：包括急性冠脉综合征（ACS）、稳定性冠心病、血管重建术、缺血性心肌病、缺血性脑卒中、短暂性脑缺血发作（TIA）、外周动脉粥样硬化病等
高危人群	LDL-C≥4.9 mmol/L 或 TC≥7.2 mmol/L 1.8 mmol/L≤LDL-C<4.9 mmol/L 或 3.1 mmol/L≤TC-C<7.2 mmol/L 且年龄在40岁及以上的糖尿病患者 ASCVD 10年发病平均危险≥10%
中危人群	ASCVD 10年发病平均危险5%～9%
低危人群	ASCVD 10年发病平均危险<5%

表5　不同ASCVD危险人群降LDL-C/非-HDL-C治疗达标值

危险等级	LDL-C(mmol/L)	非HDL-C(mmol/L)
低危、中危	<3.4	<4.1
高　危	<2.6	<3.4
极高危	<1.8	<2.6

如何降低胆固醇

他汀类药物是目前临床上应用最广泛的调脂药物，也是降脂治疗的基石。这类药物可以竞争性抑制机体胆固醇生物合成

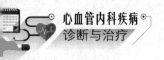

限速酶的活性,减少内源性胆固醇合成,加速"坏胆固醇"LDL-C
的分解代谢,显著降低血清总胆固醇和 LDL-C。他汀类药物除
了降血脂外,还可以改善血管内皮细胞的功能,稳定血管内斑块,
显著减少心血管事件发生率。高胆固醇血症患者,尤其是合并高
血压、糖尿病等危险因素时,应首选他汀类药物进行降脂治疗。

高胆固醇血症患者经他汀类药物治疗后血脂仍不达标,或
对他汀类药物不耐受时,可考虑联合使用其他类型调脂药物(如
依折麦布、PCSK9 抑制剂),以获得安全有效的调脂效果。依折
麦布是肠道胆固醇吸收抑制剂,能抑制食物和胆汁中胆固醇的
吸收,降低外源性胆固醇摄入。他汀类药物与依折麦布联用,可
在他汀类药物治疗的基础上使 LDL-C 进一步下降 18%,并在不
增加他汀类药物不良反应的情况下,进一步降低急性冠脉综合
征患者发生心血管事件的风险。PCSK9 抑制剂是一种疗效显著
的新型调脂药物,代表药物有依洛尤单抗等,其作用机制与 LDL
受体相关。LDL 受体存在于肝细胞表面,介导 LDL-C 的降解,
从而降低 LDL-C。然而我们体内存在一种物质 PCSK9,可特异
性清除 LDL 受体,导致 LDL-C 的升高。顾名思义,PCSK9 抑制
剂可以抑制 PCSK9 的作用,保护 LDL 受体不被清除,从而降低
LDL-C 水平。

如何降低三酰甘油

我们除了积极干预血清胆固醇外,对于其他类型的血脂代

谢异常也应采取一定干预措施。当血清三酰甘油（TG）≥1.7 mmol/L 时，首先应进行非药物治疗，包括控制饮食、积极运动、戒烟限酒等。对于严重的高 TG 血症（空腹 TG≥5.7 mmol/L）的患者，应首选降低 TG 和极低密度脂蛋白胆固醇（VLDL-C）的药物，如贝特类、高纯度鱼油或烟酸。对于心血管疾病患者及其高危人群和 2 型糖尿病血脂代谢异常患者，当他汀治疗 LDL-C 达标后，如果 TG 高于 2.3 mmol/L，应联合使用贝特类药物，首选非诺贝特。贝特类药物可抑制脂肪组织中脂蛋白脂酶的合成与释放，有效降低血清 TG 水平，适用于高 TG 血症和以 TG 升高为主的混合型高脂血症。

各种他汀类药物有什么区别

目前常用的他汀类药物包括辛伐他汀、洛伐他汀、普伐他汀、氟伐他汀、阿托伐他汀、瑞舒伐他汀和匹伐他汀。如前所述，这七种他汀类药物在作用强度、最佳给药时间等方面有较大差异。

1. **作用强度**　降低 LDL-C 水平低于 30% 为低强度，降低 LDL-C 水平 30%～50% 为中强度；降低 LDL-C 超过 50% 为高强度降脂药。匹伐他汀、阿托伐他汀、瑞舒伐他汀为高强度降脂药物，而其他他汀类药物属于中、低强度降脂药物。

2. **最佳给药时间**　机体在夜间合成胆固醇最多，因此短半衰期药物如辛伐他汀、氟伐他汀和洛伐他汀于夜间给药效果最

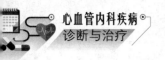

佳。阿托伐他汀和瑞舒伐他汀半衰期较长,可以在一天中的任何时间给药。

3. **与其他药物的相互作用**　他汀类药物主要经肝脏代谢,而应用他汀类药物的患者多联用其他类型药物,因此在临床上易发生药物相互作用。普伐他汀代谢不需要肝脏药物酶参与,匹伐他汀和瑞舒伐他汀几乎不经 CYP3A4 代谢,药物相互作用的发生率较低,而辛伐他汀和洛伐他汀经 CYP3A4 代谢,相互作用的发生率最高。

4. **亲水性与亲脂性**　水溶性他汀不易穿透细胞膜脂质层,并能选择性进入肝细胞,抑制胆固醇的合成。他汀类药物的亲脂性依次为:普伐他汀＜瑞舒伐他汀＜阿托伐他汀＜氟伐他汀＜匹伐他汀＜洛伐他汀＜辛伐他汀。亲脂性越强,肝外组织出现不良反应的概率越高。

他汀类药物有哪些不良反应

他汀类药物是目前心血管疾病防治的基石。大多数患者对他汀类药物有良好的耐受性。然而,少数接受大剂量治疗的患者可出现一些不良反应。对于这些不良反应,我们应学会正确应对,不能因惧怕可能的不良反应而拒绝服药。

1. **肝功能异常**　主要表现为转氨酶升高,这类不良反应发生率较低,且与用药剂量相关,用药后应定期复查。一般在治疗开始后 4～8 周应复查肝功能,3～6 个月未达标者应调整剂量或类型,达标后每6~12个月应复查一次。在所有他汀类药物中,瑞舒伐他汀对肝脏功能的影响是最小的,可优先考虑。

2. **肌肉相关不良反应**　主要表现为四肢无力或肌痛,也可见发热和全身不适,罕见的有横纹肌溶解和急性肾功能衰竭。这类不良反应多见于大剂量应用他汀类药物者、老年、女性、合并多种疾病以及合并用药等情况。患者应注意定期复查,出现症状时应及时就医。

3. **增加新发糖尿病风险**　主要见于长期服用他汀类药物的患者,发病率为10%~12%。应注意的是,他汀类药物对心血管系统的保护作用远远大于增加新发糖尿病的风险。因此,无论是糖尿病患者还是糖尿病高危人群,若有他汀类药物治疗适应证都应坚持服药。

4. **一过性蛋白尿**　他汀类药物可导致一过性(暂时性)蛋白尿的发生。随着用药时间的延长,蛋白尿可消失,且不会对肾功能造成损害。

5. **认知功能障碍**　他汀类药物引起的认知功能障碍也多为一过性,并且发生概率很低。

如何选择高纯度鱼油制剂

深海鱼油是从深海鱼类中提取的不饱和脂肪酸,包括二十碳五烯酸(EPA)和二十二碳六烯酸(DHA)。其对血脂的调节机制尚不明确,可降低TG,略微升高HDL-C,适用于高TG血症患

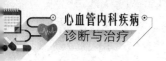

者和以 TG 升高为主的混合型高脂血症患者。在选择鱼油制剂时,推荐选择高纯度鱼油,以 DHA 和 EPA 含量超过 80％为最佳。然而,目前市面上大部分鱼油纯度较低,有效 EPA 和 DHA 含量仅约为 30％,只能作为辅助性保健食品使用,过量服用可能会增加饱和脂肪酸的摄入量,反而对心血管健康有害。此外,长期服用高纯度鱼油制剂可能会导致出血风险,因此有出血风险者禁用。

颈动脉斑块要不要治疗

我国约三分之一的成年人存在颈动脉斑块,过了 60 岁以后几乎人人都有颈动脉斑块。约 30％的脑梗由颈动脉斑块引发。那么,颈动脉斑块需要治疗吗？首先应当明确的是,所有检查出颈动脉斑块的患者都应当改善生活方式,如健康饮食、戒烟限酒、坚持适当运动、控制血压、血糖和血脂水平。当患者发现稳定斑块,其造成的血管狭窄小于 50％且没有症状时,应严格控制血压、血糖和血脂水平,无须针对斑块本身治疗。当患者检查出不稳定斑块时,应当在控制血压、血糖和血脂水平的基础上应用阿司匹林和他汀类药物,预防血栓形成和脑梗发生。当有症状且超声检查显示血管狭窄超过 70％或造影检查显示血管狭窄超过 50％者,或即便没有任何症状,但血管造影检查显示血管狭窄超过 70％者,都需要手术或支架治疗。综上所述,我们无须过度担心颈动脉斑块,但一定要重视且在需要时进行正规治疗。

血脂正常了可以停药吗

　　有患者在调脂治疗后血脂水平恢复正常，就停用了他汀类药物，结果出现了心肌梗死。这是因为他汀类药物不仅能够降低"坏胆固醇"，升高"好胆固醇"，从而预防心脑血管疾病的发生，同时还能稳定血管内斑块并防止斑块破裂，预防血栓形成和心梗、脑梗的发生。因此，他汀类药物同样应用于冠心病、心绞痛、心肌梗死支架术后、搭桥术后等情况，这些患者即使血脂水平恢复正常，也需要服用他汀类药物来预防心梗和脑梗的发生，不可贸然停药。

健康中国·家有名医丛书
总书目

第一辑

1. 下肢血管病诊断与治疗
2. 甲状腺疾病诊断与治疗
3. 中风诊断与治疗
4. 肺炎诊断与治疗
5. 名医指导高血压治疗用药
6. 慢性支气管炎诊断与治疗
7. 痛风诊断与治疗
8. 肾衰竭尿毒症诊断与治疗
9. 甲状腺功能亢进诊断与治疗
10. 名医指导合理用药
11. 肾脏疾病诊断与治疗
12. 前列腺疾病诊断与治疗
13. 脂肪肝诊断与治疗
14. 糖尿病并发症诊断与治疗
15. 肿瘤化疗
16. 心脏疾病诊断与治疗
17. 血脂异常诊断与治疗
18. 名医教你看化验报告
19. 肥胖症诊断与治疗
20. 冠心病诊断与治疗
21. 糖尿病诊断与治疗

第二辑

1. 尿石症诊断与治疗
2. 子宫疾病诊断与治疗
3. 支气管哮喘诊断与治疗
4. 胃病诊断与治疗
5. 盆底疾病诊断与治疗
6. 胰腺疾病诊断与治疗
7. 抑郁症诊断与治疗
8. 绝经期疾病诊断与治疗
9. 银屑病诊断与治疗
10. 特应性皮炎诊断和治疗
11. 乙型肝炎、丙型肝炎诊断与治疗
12. 泌尿生殖系统感染性疾病诊断与治疗

13. 呼吸道病毒感染诊断与治疗
14. 心血管内科疾病诊断与治疗
15. 老年眼病诊断与治疗
16. 肺结核病诊断与治疗
17. 斑秃诊断与治疗
18. 带状疱疹诊断与治疗
19. 早产儿常见疾病诊断与治疗
20. 儿童佝偻病、贫血、肥胖诊断与治疗
21. 儿童哮喘诊断与治疗
22. 皮肤溃疡诊断与治疗
23. 糖尿病视网膜病变诊断与治疗
24. 儿童性早熟诊断及治疗
25. 儿童青少年常见情绪行为障碍诊断和治疗
26. 儿童下肢畸形诊断和治疗
27. 肺癌诊断与治疗